JN292612

家族のための精神分裂病入門

クリストファー S. エイメンソン

訳
松島義博　荒井良直

監修
江畑敬介　稲田俊也
遊佐安一郎

星 和 書 店

Seiwa Shoten Publishers

2-5 Kamitakaido 1-Chome
Suginamiku Tokyo 168-0074, Japan

SCHIZOPHRENIA : A FAMILY EDUCATION CURRICULUM

by

Christopher S. Amenson, Ph.D

Translated from English
by
Yoshihiro Matsushima
Yoshinao Arai

Supervised
by
Keisuke Ebata, M.D.
Toshiya Inada, M.D.
Yasuichiro Yusa, Ph.D.

English edition copyright © 1998 by Pacific Clinics Institute
Japanese edition copyright © 2001 by Seiwa Shoten Publishers, Tokyo

目　　次

■脳の疾患■

精神分裂病：脳の疾患　(A1)　*3*

精神分裂病とは　(A2)　*4*

精神分裂病は…　(A3)　*6*

脳血液関門　(A4)　*8*

分裂病は脳の機能を変える　(A5)　*10*

前頭葉が司る機能　(A6)　*11*

前頭葉の欠損　(A7)　*12*

前頭葉の活動性の低下　(A8)　*14*

意味のとり違え　(A9)　*16*

前頭葉が司る機能　(A10)　*17*

脳は作業中も活動しない　(A11)　*19*

複雑な作業記憶　(A12)　*21*

側頭葉の機能　(A13)　*22*

側頭葉体積の減少　(A14)　*24*

ウェインがとっても可愛がっていた猫　(A15)　*25*

大脳基底核の機能　(A16)　*26*

大脳基底核の活動性の低下　(A17)　*28*

大脳基底核の活動性の変動　(A18)　*29*

安静時における脳の活動性の亢進　(A19)　*31*

知覚をとり入れる機能　(A20)　*32*

非効率的な不安を軽減する試み　(A21)　*33*

大脳辺縁系の機能　(A22)　*34*

大脳辺縁系の体積の減少　(A23)　*35*

大脳辺縁系における脳細胞配列の乱れ (A24)　*36*
過去に習得したことを現在の課題に生かすことが
　　　できない (A25)　*38*
現在の機能と最高機能 (A26)　*40*
精神分裂病を患っている人の生活 (A27)　*41*
精神分裂病とは (A28)　*42*

■原因と経過■

原因，経過，予後 (B1)　*47*
精神分裂病の原因 (B2)　*48*
遺伝的組み合わせ (B3)　*49*
精神分裂病の遺伝的危険性 (B4)　*51*
精神分裂病の原因は育て方よりも遺伝 (B5)　*53*
同じ遺伝子は同じリスクを負う (B6)　*54*
一卵性双生児における精神分裂病 (B7)　*55*
精神分裂病を引き起こすと考えられる要因 (B8)　*56*
生物学的危険因子 (B9)　*57*
ストレスは精神分裂病を引き起こす直接の原因
　　　ではない (B10)　*58*
精神分裂病の発症 (B11)　*59*
青年期における脳の損傷 (B12)　*60*
精神分裂病の自然経過 (B13)　*62*
精神分裂病はどの国でも同じである (B14)　*63*
一卵性の四つ子における生物学的な違い (B15)　*64*
精神分裂病を患っている人をもつ家族の特徴 (B16)　*66*
ストレスと精神分裂病 (B17)　*67*
ストリートドラッグと精神分裂病 (B18)　*68*
早期徴候から初発エピソードに至る要因 (B19)　*70*

精神分裂病は晩年期には改善する (B20)　*71*
精神分裂病の予後良好な要因 (B21)　*72*
良好な予後と治療要因 (B22)　*74*
良好な予後と個人の要因 (B23)　*75*
良好な予後と家族の要因 (B24)　*77*
良好な予後と社会的な要因 (B25)　*79*
精神分裂病とは (B26)　*80*

■治　　療■

治療と回復 (C1)　*83*
精神分裂病の診断 (C2)　*84*
正確な診断を得る方法 (C3)　*85*
精神分裂病の症状群 (C4)　*87*
精神分裂病の治療 (C5)　*88*
薬物療法は脳の働きを維持する (C6)　*89*
薬物療法を行っている場合の病気の経過 (C7)　*90*
効果のない治療法 (C8)　*91*
違法薬物は精神分裂病と類似の影響を脳に与える (C9)　*92*
精神分裂病と個人精神療法 (C10)　*93*
力動的家族療法は再発予防に効果がない (C11)　*94*
個人的介入 (C12)　*96*
リハビリテーション・プログラム (C13)　*97*
生活技能訓練（SST）の効果 (C14)　*99*
家族が病気の経過に及ぼす影響 (C15)　*101*
文化は精神分裂病の経過に影響する (C16)　*103*
治療効果は相補的である (C17)　*104*
病気の経過は作用と反作用の力のバランスである (C18)　*105*
もっとも有効な治療を受けた精神分裂病の経過 (C19)　*107*

早期からの薬物療法は精神分裂病の経過を向上させる （C20） *109*
治療の遅れは病気の経過を悪くする （C21） *110*
再発を繰り返すごとに治療が困難になる （C22） *111*
思春期における精神分裂病の症状 （C23） *112*
精神分裂病の予防は可能か （C24） *113*
精神分裂病の治療 （C25） *114*

■薬物療法■

抗精神病薬療法 （D1） *117*
薬物は脳の働きを回復する （D2） *118*
抗精神病薬は以下の症状を軽減する （D3） *119*
薬物は知覚を改善する （D4） *120*
ドーパミン受容体に結合するドーパミン （D5） *121*
ドーパミン仮説 （D6） *122*
抗精神病薬服用後における作業遂行能力の変化 （D7） *124*
抗精神病薬の好ましい作用 （D8） *125*
主な抗精神病薬の副作用 （D9） *126*
問題となる副作用 （D10） *128*
副作用への対処方法 （D11） *130*
遅発性ジスキネジアの発現率 （D12） *131*
遅発性ジスキネジアの予防と治療 （D13） *132*
抗精神病薬の作用と副作用 （D14） *133*
精神分裂症の症候群 （D15） *134*
陰性症状の分類 （D16） *135*
抗精神病薬の陰性症状への影響 （D17） *136*
抗精神病薬は認知機能を改善する （D18） *137*
リスペリドンは作業記憶を改善する （D19） *138*
各種症状に対するリスペリドンの効果 （D20） *139*

新しいタイプの抗精神病薬の特徴 (D21)　*140*
新しいタイプの抗精神病薬の利点の比較 (D22)　*141*
精神分裂病への発症経路 (D23)　*142*
抗精神病薬は異なる発症経路を遮断する (D24)　*143*
抗精神病薬の維持用量と再発率 (D25)　*144*
抗精神病薬の再発予防効果 (D26)　*145*
低用量維持療法による治療戦略 (D27)　*146*
投薬量の選択 (D28)　*147*
持効性筋肉注射（デポ剤）療法 (D29)　*148*
抗精神病薬は… (D30)　*149*

■リハビリテーション■

心理社会的リハビリテーション (E1)　*153*
孤立と恐怖 (E2)　*154*
現在の生活能力と改善可能な生活能力 (E3)　*155*
最終的な結果は次の要因に影響される (E4)　*156*
回復と再発の螺旋の輪 (E5)　*157*
治療戦略 (E6)　*158*
精神分裂病の治療 (E7)　*159*
心理社会的リハビリテーション（1） (E8)　*160*
心理社会的リハビリテーション（2） (E9)　*161*
雇用の可能性 (E10)　*163*
生活技能は習得できるし保持できる (E11)　*164*
生活技能訓練は再発率を下げる (E12)　*165*
目の見えない人への表示 (E13)　*166*
言語による習得 (E14)　*167*
行為による習得 (E15)　*169*
必要とされる生活技能のレベルまでの習得過程 (E16)　*171*

複雑な作業の習得 (E17) *173*

間違いのない習得法 (E18) *174*

意欲を高める (E19) *175*

強化について (E20) *177*

支持グループは乳癌患者の生存期間を延長する (E21) *179*

ケアマネージャーの役割 (E22) *180*

治療のモニター (E23) *181*

質の高いケア (E24) *183*

リハビリテーション・プログラム (E25) *184*

■家族の役割■

回復に必要な家族の態度と技能 (F1) *189*

家族が精神分裂病の原因ではない (F2) *190*

刺激の増強は精神分裂病に有害である (F3) *192*

家族は病気の経過に影響を与える (F4) *194*

家族環境はたくさんの要因と相互に影響し合っている (F5) *195*

家族は患者のニーズに合った生活技能を習得することが
　　　できる (F6) *196*

治療に役立つ家族 (F7) *197*

家族の問題を解決するモデル (F8) *198*

治療に役立つ物の見方 (F9) *199*

家族行事は他の家族と比べる機会となることがあり注意が
　　　必要です (F10) *201*

病気を憎んで人を憎まず (F11) *202*

現実的な希望 (F12) *204*

幼い頃から「ちょっと変わっている」 (F13) *205*

愛情のある適切な距離 (F14) *206*

思春期の人達の両親に対する反応 (F15) *207*

期待感の結果 (F16) *208*
適切な刺激のレベル (F17) *209*
単純な仕事にさえ圧倒されることがある (F18) *210*
批評する時は具体的に (F19) *211*
精神分裂病を患っている人が家族に求めていること (F20) *213*
家族の負担 (F21) *215*
介護している人のリスク (F22) *217*
家族への援助 (F23) *219*
精神分裂病を患っている人を援助するために家族が必要と
　　していること (F24) *220*
隠れた犠牲者 (F25) *222*
家族ができること (F26) *223*

脳の疾患

精神分裂病：脳の疾患　　（A1）

今日のお話しの目的は，（1）精神分裂病とは何か（2）精神分裂病になるとはどういうことか

について知識を深めることにあります。

人はいろいろな障害を背負っています。例えば，視覚障害だとか，歩行障害とか，重い物を持ち上げることができないとかがそうです。そのような障害者を見ますと，その人たちに援助の手を差し伸べることに躊躇しません。しかし，精神分裂病を患っている人の立場やその障害を理解することはなかなか簡単にはできません。その1つの理由は精神分裂病は身体障害のように目で直接に見たり，観察したりすることができない部分があるからです。そのために，障害者に対して理解が深い人でも精神分裂病を患っている人に対しては誤解したり，辛く当たることがあります。

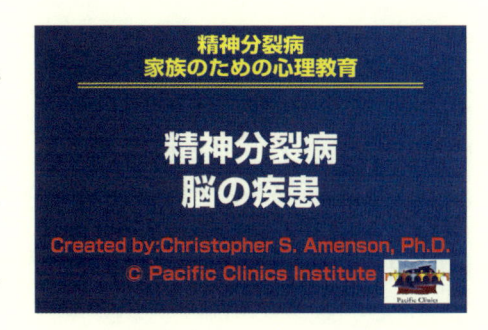

今日は生物学的な立場から見た精神分裂病についての説明と，この病気がいかに患っている人に影響を及ぼすかについて話を進めていきたいと思います。

メモ

精神分裂病とは　　　　　　　　　（A2）

> **精神分裂病とは**
> - 生物学的疾患の一群であり
> - 思考, 学習, 対人関係などに持続的なハンディキャップをもたらし,
> - 現時点において全快は望めないが,
> - 最新の治療を受ける事により生活の質（QOL）の改善が望めます

　精神分裂病と一般に言われている疾患は, 単に1つの障害ではなく, いくつかの障害が集まって, それをまとめて精神分裂病と呼んでいます。つまり脳のどの部分に障害があるかにより, その症状の現われ方が変わってきます。（ここで, 言っている意味が分かっているか質問する。）

　これはどういうことかというと, もしここに精神分裂病を患っている人が3人いるとします。その1人はいつも幻聴が顕著にあり, それに悩まされています。もう1人は幻聴・幻覚はあまり顕著ではないが, 非常に被害妄想が激しく, いつも周りの人といざこざを起こしています。3番目の人は, 妄想や幻聴はあまり問題ではないが, 非常に非社交的で, あまり家の外には出たがらないばかりか, 時には自分の部屋に閉じこもって, 家族とも接触をとろうともしません。このような症状の違いは, 脳のどの部分に異常があるかによると言われています。

　このように症状の違いはあれ, 精神分裂病を患っている人の90%が何らかの半永久的なハンディキャップを負うと言われています。どんなハンディキャップかというと, さっきの例にも挙げたように, 非社交的で, 他人とのおつきあいができない, 精神集中力に欠け, 物事をうまく習得できず, 同じことを何回繰り返しても失敗するなどがそうです。

　精神分裂病を患っている人は, 自分ではコントロールのきかない

行動が原因でいろいろと周りの人から叱られたり，小言を言われたり，悪口を言われたりしています。例えば，怠け者だとか，礼儀を知らないだとか，大ほら吹きだとかです。

　薬物療法やリハビリを通してこれらのハンディキャップを軽減し，その人のハンディキャップを補う社交性や毎日の生活に必要な生活技能を身につけることができます。

　被害妄想にとらわれ，いつも近所の人たちや周りの人たちといざこざを起こしていた人が抗精神病薬を服用することにより，妄想が軽減し，人とのいざこざがなくなったばかりか，時には静かに家族と話せるようになったり，自分が病気であることを自覚し，治療を積極的に受けるようになったりします。

　目の見えない人は，本がぜんぜん読めないわけではありません。努力をして，点字を習えば，本などが読めるようになります。これと同じように適切な薬を服用することにより，症状を軽減し，リハビリを通して今までできなかったことがいろいろな方法でできるようになります。

　精神分裂病であるか否かにかかわらず，その人の長所・短所，趣味，技能，人生におけるゴールは，個人個人によって異なります。私達は病気を患っている人を精神病者だと色眼鏡で見るのではなく，1人の個性ある人間として，また尊厳を持った1人の個人として関わり合ってゆきたいと思っています。

メモ

精神分裂病は… (A3)

精神分裂病は
- あらゆる精神病
- 人格の障害
- 伝染病
- 誰かの過失による疾患
- 絶望的な疾患

ではありません

精神病は現実と想像の世界の区別ができず，現実の世界で生活ができない状態であると説明されています。身体の障害が原因で精神病になる人もいますし，薬物中毒，アルツハイマー病，または過度の心理社会的ストレス-例えば自分の子供が事故で亡くなるのを目撃するなど-が原因で精神病になることがあります。

今日から始めるクラスは，精神分裂病を患っている人をご両親，兄弟姉妹，お子さんにもつ方々のためのクラスです。このクラスで話すいろいろな情報は，長期的なハンディキャップにどう対処するかを考えるのにも適しています。それと同時に重症の双極性気分障害，大うつ病，強迫性障害などを患っている人が家族内にいらっしゃる場合にも役立ちます。他の精神障害においては最良の治療法や家族の役割は変わってきます。

精神分裂病はよく，多重人格（アメリカでは映画にもなった『Sybil』など）と間違って考えられることがあります。多重人格は非常に稀な病気です。多重人格（医学専門用語で解離性同一性障害と言います）を患っている人の97%が子供の時に酷い虐待を受けた者であると報告されています。当然ながら，彼らは心理療法を受け，その虐待から受けた様々な心の傷を理解し，癒していくことが必要です。

精神分裂病は誰かの過失により起こる病気ではありません。もちろん精神分裂病患者がその人自身の過ち（例えばドラッグの乱用な

ど）で病気を引き起こしたのでもなければ，子育ての方法が原因でもありません。またその人の人生で起きた大きな事件が原因でもありません。

　ですから，精神分裂病を患っている人を責めたり，その家族の人を責めたりすると，かえって病気の回復の妨げになります。

　精神分裂病は全快とは言わなくても，ある程度の回復は可能であり，それなりに満足できる人生を送ることができる希望があります。

メモ

脳血液関門 (A4)

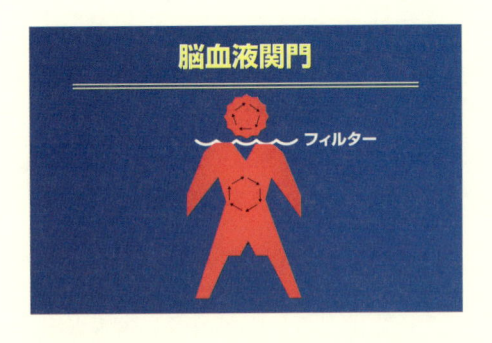

精神分裂病は人間の有史以来記録されている病です。ごく最近までは精神分裂病の原因は何かに、例えば狐、むじな、悪霊、怨霊などにとりつかれたのだと思われていました。

脳は体の他の部分と脳脊髄関門で仕切られており、そこでフィルターがかけられることから、1980年代までは脳の機能を測定することができませんでした。肝臓や腎臓の病気だと、血液検査や尿検査により、病気の状態がわかりますが、脳の中だけは他の身体から守られていてそれができません。ちょうど、首の上あたりからは生化学的な物質がむやみに入れないようにフィルターみたいなもの（脳脊髄関門）で守られているのです。脳は非常に大切な臓器であり、非常に繊細なので、体内に入った毒物やバクテリアやウイルスなどの微生物が脳を犯し、その機能を害するのを防いでいるのです。かと言って、注射器の針を使って脳内の生化学物を取り出すことは非常に危険を伴いますので、脳内についての研究は非常に遅れていました。

1980年代になって、皆さんもお聞きになったことがあると思いますが、MRIなどにより、脳の機能の変化を測ったり、脳の構造の変化を投射できる技術が開発されました。ですから私達が現在知っている脳機能の知識のほとんどは過去15年間に得られたものです。脳機能に関する知識が増えて、それまでには判らなかった精神分裂病についての情報がわかってきました。

精神分裂病が発症すると、その人の脳の構造や機能に変化が生じ

ます。この変化は脳内のいろいろな部分や神経回路に見られます。残念ながら,脳内のある特定の部分に障害があれば,それが精神分裂病の直接の原因となるという簡単なものではないので,この病気の原因や治療の研究は難しいのです。

　精神分裂病を患っている人は,この脳機能や構造の変化を「何者かに自分の脳を操られている」というふうに経験します。この「操り」について過去15年間,医学的研究が少しずつ続けられています。

メモ

分裂病は脳の機能を変える (A5)

分裂病は脳の機能を変える

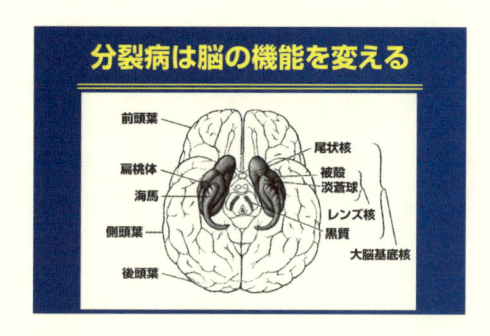

前頭葉／扁桃体／海馬／側頭葉／後頭葉／尾状核／被殻／淡蒼球／レンズ核／黒質／大脳基底核

　この写真は脳の底部から（首から上をみて）撮ったものです。精神分裂病によって影響を受ける脳の部分が描かれています。

　精神分裂病は脳の外側である大脳皮質の前頭葉や側頭葉および脳の内側にある視床，大脳基底核，大脳辺縁系の構造や機能の欠陥であると考えられています。機能障害はある特定の部分に見られ，とくに脳の各部分の統制を司る神経回路に欠陥が見られます。欠陥が見られる部位，障害の程度により症状の現われ方，また症状の強度が決まると考えられています。

　今日ここでいろいろな精神分裂病に見られる欠陥を説明しますが，それは重症の精神分裂病を患っている人に見られるものです。なぜ重症患者について説明するかというと，精神分裂病を患っている人が経験する事柄をよく知っていただき，彼らがこの欠陥に打ち克とうとしている努力を理解していただくためです。

　精神分裂病を患っている人の全員にこれらの症状や欠陥が見られるわけではありません。また，これらは抗精神病薬を服用し，治療を受けることにより軽減されます。私の説明を聞いて，あなたの御家族の病気が思っている以上に重症だと思われたら，説明はかえって害になるかもしれません。説明から御自分の家族に当てはまる情報だけ受け取り，病気の家族についての理解を深めてください。それと同時に自分の家族に当てはまらない部分は切り捨ててください。精神分裂病の症状は人によって現われ方が異なるからです。

前頭葉が司る機能　　　　　　　　（A6）

脳の前頭葉という部分は脳の行政的機能を司ると言われています。脳の行政的機能とは物事を計画すること，問題解決を考え執行すること，決断すること，取り締まること，調整することです。

前頭葉が司る機能
- 意欲および野心
- 問題解決能力
- 認知的柔軟性
- 計画能力
- 時間的関連のある思考
- 社会的認識
- 共感
- 気分
- 洞察力
- 衝動性
- 判断力
- 抽象思考
- 作業記憶

非常に大切な機能です。人間は他の動物に比べ，前頭葉が非常に大きくできています。この大きさゆえに，人間は非常に複雑で長期的な計画を立てることができるわけです。また，同時に情況の変化により計画を今まで通り維持するか，変更するかの決断をする柔軟性も持っています。

前頭葉は私達が自分の住んでいる環境を理解することを可能にし，また周りの人たちの気持ちや行動をも理解することを可能にします。それと同時に私達の内なる環境，自分の気持ちだとか，願望，好き嫌い，喜びや不安などを理解し，私達の衝動性を統制します。

複雑な記憶，いろいろな情報の分析，問題解決などの機能も前頭葉の役割です。だから，健全な前頭葉なしでは適切な独立した生活を営むことが困難になるのです。

精神分裂病は前頭葉を含めた脳のある特定の部位の欠陥が直接の原因で起こったり，また脳のいろいろな部分間の連絡を図る神経回路の欠陥が原因となっても起こります。

前頭葉の欠損　　　　　　　　　(A7)

前頭葉の欠損

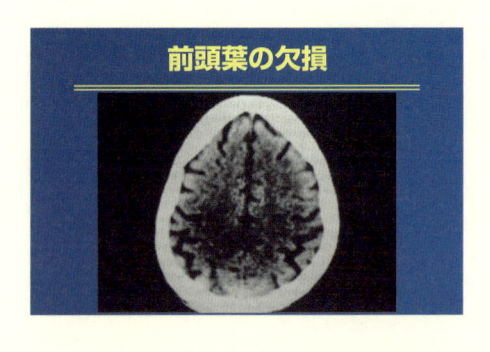

　精神分裂病を患っている人が毎日の生活を営む上でのいろいろな問題の原因は，彼らの脳の前頭葉や脳のいろいろな部分の連絡をとる脳神経回路に欠陥があることによります。

　この写真を見てください。これは精神分裂病を患っている人の脳の断面図です。よく見るとこの写真には前頭葉が見えません。人間の脳は前が丸くなっているべきなのです。この写真では脳の前の両側がそげています。この前頭葉の欠如は，身体障害者の方の足が付け根から切れていることと似ています。

　私の知っている精神分裂病の患者さんで，自分の持っているお金を人から求められればいつでもすぐに与えてしまう人がいます。もちろん，お金をもらった人は返してくれません。それで彼は月末には持ち金がなくなり，食べる物もなく毎月ひもじい思いをしています。これは，彼の前頭葉に欠陥があり，判断力が鈍り，計画性に欠け，時間的関連性のある思考ができない結果といえます。

　意欲や野心：1880年代にエミール・クレペリンという医者がいました。彼が近代精神医学において精神分裂病の症状をはっきり他の病気から区別したと言われていますが，このクレペリンは精神分裂病の特徴として，極度の意欲低下を記しています。

　時間的関連性のある思考の欠如：ちょっとした買い物をするにも，何を最初にやって，その次に何をするといった順序があります。もし私が買い物に行くとすれば，まず洋服を着て，財布の中に買い物

に十分なお金があるかを調べ，ズボンのポケットに財布を入れ，家と車の鍵を取り，家を出て戸締りをして，車を運転して買い物に行きます。せっかく買い物に行くのだから，今必要な物ばかりではなく，他に買わなければならない物についても調べ，ついでにそれも買う計画をたてます。脳の前頭葉に欠陥があれば，このように物事を順序だてて執行することができなくなるのです。そのために買い物に遠くまで行っても，お金を忘れたり，その時に必要な物を1つだけ買い，またすぐ次に必要な物を買いに出なければいけなくなったり，出かける時に戸締りを忘れたりするのです。

　脳の障害からくる欠陥がひどい場合は，毎日の生活を保つことが不可能になり，病院などで一生を過ごすことになります。

　現在の医療技術においても脳構造の欠陥を直接に見ることはまれです。しかし，ほとんどの精神分裂病を患っている人の機能的欠陥は明らかに観察することができます。また，ほとんどの人たちの繊細で複雑な神経回路の非機能性が明らかに見られることはありません。

メモ

前頭葉の活動性の低下　　　　　　　　(A8)

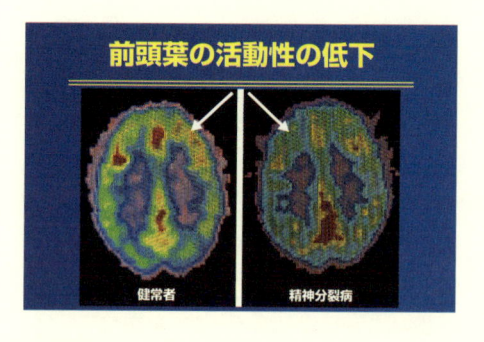

次の写真を見てください。これは健常者と精神分裂病を患っている人の脳画像です。左側の脳画像が健常者で、右が精神分裂を患っている人です。上の方が前頭葉です。ここに出ている様々な色は脳活動のレベルを示しています。赤は最も活動が高く、オレンジ、黄色、緑、青、そして紫の順で活動は低くなってゆきます。この2つの写真を比べると、精神分裂病を患っている人の前頭葉の活動が減退していることが明らかです。この人の脳は先ほど見せた脳画像と比べると、まだ前頭葉が残っているのがわかりますが、前頭葉の活動が健常者に比べ低くなっています。左側の脳画像にはあまりオレンジ色や黄色が見えません。これは下半身麻痺の患者が、足があるけれども、その足を使って歩けないのとよく似ています。

対人関係においてお互いの気持ちや言っていることがよくつかめないと、ちんぷんかんぷんな行動をとることがあり、その行動を「異常」、「奇異」と見ることがあります。こういう例があります。

『精神分裂病を患っている女性の日記の一部を紹介します。彼女は母親を大変愛し、病棟に尋ねてくれるのをいつも楽しみにしていました。それなのに、母親が尋ねて来た時に彼女は母親を力いっぱいつねり、母親は大きな声で悲鳴をあげました。看護婦さんは母親の安全を心配して、あわてて病棟の外に母親を連れ出し、しばらく娘さんを尋ねてこない方が良いとアドバイスをしました。そしてカルテに「今日は母親に対して好戦的で、母親を傷つけようとした」

と報告しました。この日の女性の日記には次のように書いてありました。「今日はお母さんが尋ねてきてくれて嬉しかった。お母さんの訪問中に，実際に生きていて優しいお母さんが，私の前に座っていることを一生懸命認識しようと思ったけれどもできなかった。私のお母さんがそこにいるということがわかっているのだけれども，その存在が非現実的で，血の通わない冷たい銅像のように感じられて，そこにいる人が本当に私のお母さんと思えなくて，困った。確かにそこにいる人の名前，その人のことについてよく知っている。確かに，その人の目，鼻，唇の動きが見え，言っていることが聞こえ，理解できるのに，私にとっては1人の誰ともわからない他人のようにしか感じられなかった。私はちょっと興奮して，一生懸命彼女と心のつながりを持とうと努力したが，無駄だった。私が，心のつながりを持とうとすればするほど，2人の間に見えない壁ができ，その壁を突き破ろうとすればするほど，壁が厚くなるようで，あわてて，血の通っている生きているお母さんが目の前にいることを確認したくて，思わず彼女をつねった。そしたら，看護婦さんが来て，お母さんを連れていってしまって，私を独りぼっちに置き去りにしてしまった」と』

　この手記は，精神分裂病を患っている人と第三者との，同じ事件に対する主観的なものの取り方の違いがよく表されていると思います。

メモ

意味のとり違え　　　　　　　　　　(A9)

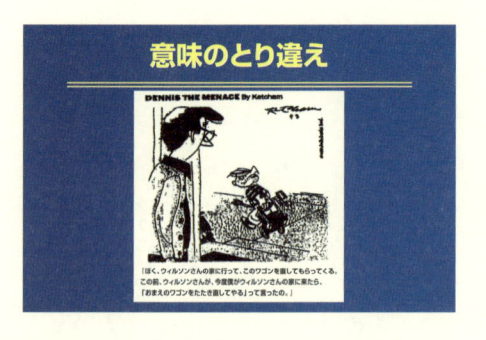

　この漫画を見てください。これはアメリカでかなり評判のよい、『いたずら坊主のデネス』という漫画です。ここに書いてあることを直訳すると、『ぼく、ウィルソンさんの家に行って、このワゴンを直してもらってくる。この前、ウィルソンさんが、今度僕が家に来たら、「おまえのワゴンをたたき直してやる」って言ったから』

　アメリカでワゴンを直すというのは「根性をたたき直す」という意味です。大人のウィルソンさんが言った本当の意味がわからず、子供のデネスが言われたことをそのままうのみにした面白さがこの漫画に出ています。

　デネスは、言葉の前後関係によって言われている本当の意味が変わることを理解していないので、このようにちんぷんかんぷんなことを言っているのです。このデネスがウイルソンさんの家に行って、「ウィルソンさん、さあ約束どおり私のワゴンを直して」と言った時のウィルソンさんの面喰らった顔を想像してください。

　人間関係の中でやりとりされる褒め言葉、揶揄、皮肉、冗談などの微妙な意味の違いの見極めがつかないと、デネスのように人前で大恥をかいたり、辛い思いをしたりします。

　とくに日本人はアメリカ人のように直接的に物を言わず、間接的に物を言います。そして間接的な答え方をします。日本人特有の間接的な言葉使いの意味を正しく理解しないと、人間関係で非常な苦労をすることになります。

前頭葉が司る機能　　　　　　　　（A10）

共感性と対人関係における機能の欠陥：このスライドは先ほどお見せした前頭葉が司る機能です。精神分裂病を患うと，先ほども見せたように脳の前頭葉の活動が減少します。前頭葉の活動の減少の結果として，共感性や人と人とのやりとりの中でかわされる言葉の綾，表情，素振り，言外のメッセージを正確に理解する機能が衰えたり，できなくなったりします。

前頭葉が司る機能
- 意欲および野心
- 問題解決能力
- 認知的柔軟性
- 計画能力
- 時間的関連のある思考
- 社会的認識
- 共感
- 気分
- 洞察力
- 衝動性
- 判断力
- 抽象思考
- 作業記憶

20代後半の男性患者から，形成外科を受診したいので紹介してほしいと頼まれました。彼は「17歳の時に誰かにプラスチックの覆いをかぶせられるまで，私は皆と一緒に普通に話をしたり，遊んだり，笑ったり，物事を楽しんでいた。この覆いをかぶせられてからは，自分と外の世界との接触がうまくいかず，外から遮断されてしまって，他の人との交友ができなくなってしまった」と言います。

この男性にとっては，他者の気持ちや言っていることが理解できない（共感性に欠ける）のはプラスチックの覆いをかぶせられたからだと思えるのですね。彼は外との接触をとりたい，自分が感じている疎外感を突き破りたいという願望から，以前のように人との心のやりとりが自由にできるようになるには，かぶせられた覆いを形成外科で取ってもらうほかにはないと訴えているのです。

病識：病識に欠陥があるということは，自分が病気であるという自覚がないことです。ある精神分裂病を患っている人が次のように言っていました。「私にとって精神分裂は病ではありません。私は病

気ではないことを知っています。精神分裂とはこの世界とは背反した，違った世界で，そこではあらゆる所が恐ろしいほどに明るい光でおおわれていて，影がない世界です。私はその光の中で，真っ裸にされ，自分がどこにいるのかまったくわからず，目的もなく迷ってしまっていたのです」

　抽象的な思考：抽象的な思考ができるかどうかを評価するときに諺の解釈をきくことがあります。例えば，「ガラスの家に住んでいる人は石を投げるべきではない」。なぜこんな質問をするのかというと，先ほども説明したように，精神分裂病を患っている人は脳の前頭葉の活動が鈍ります。前頭葉の機能の1つは抽象的な思考です。病気の人たちはこの諺をこんなふうに答えます。「家を破壊するから」「自分の住んでいる場所はきちんと整頓しておくべきである」「私もガラスの家に住んでいたことがあったけど，その時はただ手を振っただけでした」

　この諺には，自分の言動や素振りに気をつけなさいとのいう意味があるのです。しかし抽象的な思考ができなくなると，どうしても諺をそのままに，非常に具体的に理解することしかできなくなるのです。

メモ

脳は作業中も活動しない　　　　　　　　(A11)

　精神分裂病を患っている人のほとんどは問題解決の処理が苦手です。この写真は，病気の人と健常者が問題解決をしている時の脳の働きの脳画像です。

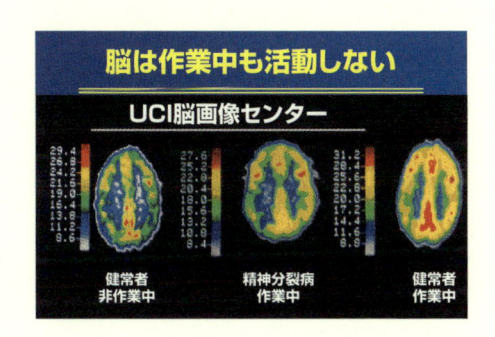

　左は健常者が何もしていない時の脳画像で，黄色とオレンジ色が少なく，脳活動があまり活発でない状態であることがわかります。真ん中は病気の人が，何らかの問題解決に取り組んでいる時のものですが，あまり脳活動が見えません（黄色とオレンジ色が十分でない）。不活発な脳は，その人が取り組んでいる仕事をうまく処理できないということです。右は健常者がいろいろな問題解決に取り組んでいる時の脳画像で，活発に活動しており，自分に課された仕事の処理をしています。真ん中と右の写真を比較すると，その違いがはっきりわかります。

　単に脳の活動が少なくなるだけでなく，むらがあり，活動すべきでない部分が活動し，そのために脳機能の全体の均整がとれないことがわかっています。

　精神分裂病に侵された脳は外からの刺激を受けた時，活性化すべき部分がしないばかりではなく，活性化すべきでない部分が刺激されます。例えば抑制神経回路などが活性化され，与えられた課題を処理する上で必要な脳機能を抑圧することがあります。このように脳機能の混乱がひどくなると，再発を引き起こすおそれがあります。

　その人がどれだけ物事をこなせるかは，脳機能の活性化の度合と比例すると言われています。脳機能の欠陥がひどければひどいだけ，

生活機能(問題解決能力,複雑な思考能力)が下がるというわけです。これは,脳溢血や腰を痛めた人がその障害の度合により,どの程度身体を動かせるかに影響することと似ています。

メモ

複雑な作業記憶 (A12)

作業記憶は，私達人間がすでに保持している情報を有意義に活用するための雑記帳です。

精神分裂病を患っている人でも記憶を活用しての簡単な課題，例えば電話番号を覚えたりすることはできます。

> **複雑な作業記憶**
>
> 聴く：6, R, G, 3, 8, T
>
> 応答：3, 6, 8 G, R, T

前頭葉に障害があれば，作業記憶に欠陥が生じ，このスライドにあるような複雑な問題をこなすのが難しくなります。この問題は，最初上にある数字とアルファベットを混ぜたカードを相手に伝え，その数字とアルファベットを順序だてて思い出すよう要請します。

作業記憶の障害は重度の障害をもたらします。作業記憶の機能なしでは自己の経験や治療からの知識や技能をつみ重ね，そこから利益を得ることができないからです。記憶できない事を習得するのは難しいのです。

作業記憶は2つ以上の行動，例えば車を運転しながら会話をしたりが同時にできることにもつながります。限られた作業記憶の機能は，複数のことを同時にする能力を減退・混乱させ,2つの内の1つもうまくやり遂げることができません。作業記憶はコンピュータのCPUのスピードに似ています。CPUはスピードが出れば出るだけ，いろいろと複雑な課題がいくつも同時にできます。古いコンピュータを使って新しいコンピュータのプログラムを使用しても，なかなか思うように速く動かせません。それは古いコンピュータのCPUのスピード（作業記憶）が限られているからです。

側頭葉の機能　　　　　　　　(A13)

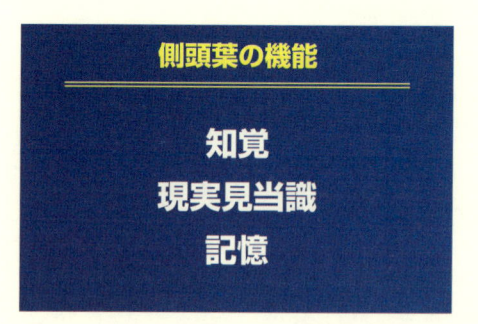

> **側頭葉の機能**
>
> 知覚
> 現実見当識
> 記憶

精神分裂病に関連した側頭葉機能には知覚（幻覚），現実見当識（妄想）および記憶力（経験から新たなことが学べない）があります。

幻覚とは聴覚，視覚，臭覚，触角などの間違った知覚のことです。精神分裂病を患っている人が経験するもっとも顕著な幻覚は幻聴です。幻聴にもいろいろありますが，一般によくあるのは周りに人がいないのに声が聞こえるものです。おまえは馬鹿だ，弱虫だ，醜いなどの悪口。おまえを殺してやる，おまえの悪口を皆に言いふらす，皆がおまえを監視している，などの脅し。おまえの服装は派手すぎる，足を引きずりすぎる，おまえは物を盗んだなどとその人の行動や素振りについての評価をする。飛び込め，それは毒だから食べるなと命令する声が聞こえます。

妄想とは，その人が属する文化圏内では一般に信じられていない間違ったことを信じることです。例えば，昔の日本で「狐にとりつかれた」と信じている人がいても，それは妄想とは言えません。なぜならその頃の日本人は一般に狐が人にとりつくことがありえると信じていたからです。しかし，現在の日本で「盗聴機を頭の中に植えつけられた」と信じている人がいれば，それは妄想と言えます。一般の人はそんなことがありえないと信じているからです。

妄想は，時には突飛で怪奇な現存しない言葉，機械，行動などが関わっていると主張することがあります。自分の非常にユニークな経験を説明するために，普通の言葉では言い表わせないので，時に

は新語をつくって表現することもあります。

　もっとも顕著な妄想は，自分が誰かにコントロールされていると思い込むこと，自分の考えていることが周りに放送されていると思い込むこと，または周りの人が自分に考えを叩き込んでいるとか，自分とは何の関係もないことが特別な意味を含んでいると思い込んだりします。例えば，テレビのアナウンサーが自分に話しかけているとか，何らかの特別なシグナルを自分に出していると思い込むことなどです。

メモ

側頭葉体積の減少 　　　　　　　　　　(A14)

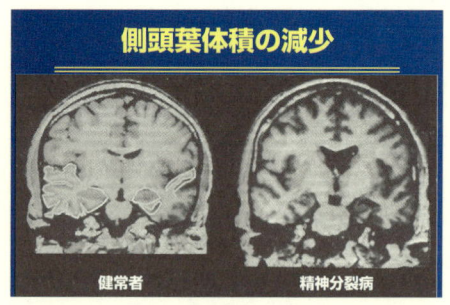

この写真は上の方が頭の前にあたります。左側が健常者で、右側が精神分裂病を患っている人の脳画像です。この2つを比較すると、その違いがよくわかります。病気の人の脳画像は、側頭葉の一部（右矢印）が欠けているのがわかりますし、また脳室（左矢印）が大きくなっています。脳室が大きくなることはあまり問題ではありませんが、問題なのは大きくなった脳室の場所にあるべき側頭葉が欠けていることです。言語知覚を司る左側の側頭葉の喪失や機能欠損が、幻聴の原因ではないかと考えられています。

このような人は他者が実際に話しかけている言葉と幻聴の区別が非常に困難になります。幻聴に悩んでいるある女性が次のようにこの混乱を説明しています。「私にとって精神分裂病とは、疲労であり、混乱であり、また私が経験するあらゆることを現実と非現実とに分けることであり、時にはその境界が漠然として重なり合い、見分けがつかなくなることです。いろいろなものが頭の中で混乱し、自分の考えていることが何者かに吸い取られているように消えてしまう時に、物事を正しく考えることでもあります。また自分が自分の頭の中に入り、脳のあちこちを歩き回るのを目に見えるように想像することであり、自分の知らない女の人が、私の洋服を着て私が考えているように行動しているのを側から見ているかのように思えることです。また自分が四六時中誰かに監視されていると知ることであり、私がしたいことを社会の法律が全部違法であると決定し、やり遂げたいことを妨げているのを知ることであり、自分がこの世から隠滅される日が近いことを知ることです」。

ウェインがとっても可愛がっていた猫 (A15)

　これは有名な William Wain の作品で，彼がとっても可愛がっていたペットの猫です。

　William Wain は精神分裂病でした。この絵は精神分裂病の症状がいろいろな段階で描かれたもので，彼の側頭葉の知覚過程機能が減退している状態を反映しています。症状が悪化するに従い，彼が自分の生活環境を現実のままに見ることができなくなっていく過程をよく表わしています。自分に身近な物を現実的に見極められなくなる悲劇がよくわかります。

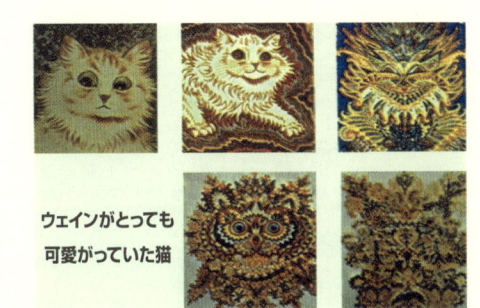

　身近な物が少しずつ恐ろしい怪物に変わっていくことを想像してみてください。精神分裂病を患っている人が日々経験している恐怖感がよく理解できる絵です。

　左上は William Wain さんの症状がかなり安定している時の絵ですが，この猫の目をみてください。何となく不気味で怖そうな目です。気分が一番良い時でも，彼が住む世界はいろいろ恐ろしい物でいっぱいなのがわかります。

メモ

大脳基底核の機能　　　　　　　　　　（A16）

大脳基底核の機能

・不必要な知覚入力の阻止
・不適切な知覚入力の除去
・覚醒状態の調節
・精神集中を司る

　この図は脳内の大脳基底核の機能について書かれたものです。大脳基底核は海馬，尾状核，被殻などを含んだ脳の部分で，側頭葉と大脳辺縁系などと重なりあった場所にあります。

　大脳基底核の重要な機能の1つは不必要な刺激が知覚に入ってこないように，それらの刺激を抑制することです。皆さん，ここに静かに座って私の話を聞いていらっしゃいます。しかし皆さんが自分自身に注意すると，今晩食べた夕飯が胃のなかで消化している音や，心臓の鼓動や，身体のあちこちがかゆくなったりするのがわかると思います。大脳基底核の機能はこういった邪魔になる刺激を抑制することです。邪魔になる刺激を抑制することで，皆さんは私の話に精神集中ができ，私が言っていることを理解できるわけです。もし皆さんの気分が悪ければ，当然ながら医者の治療を受けなければいけません。そうすると私の言っていることが抑制され，身体の痛い所が皆さんの注意の中心になるというわけです。

　大脳基底核の2つめの機能は不必要な刺激を除去する機能です。自分が焦点をあてて集中していることから雑音を取り除く役割です。今，皆さんは私の話を一生懸命になって聞こうとしています。しかし，私のことから注意をそらし，他に注意を向けると，外で走っている車の音や，この部屋の冷房装置が作動している音などが聞こえます。これらの全部の音を同時に聞くと注意力が散漫になり，私が言っていることに注意を向けられず，聞こうとしても，私が何を言

っているのか理解できなくなります。ここで大脳基底核が十分に働いていれば外を走る車の音や，冷房装置の音を除去してくれ，私の話に精神が集中できるわけです。

　私達は常にいろいろな刺激を受けているわけですが，大脳基底核の3つめの機能はこれらの刺激を調整することです。置かれた立場に応じて，様々な刺激から適切な刺激だけを選び，他を抑制し，課された課題を成し遂げることができるようになっています。

　大脳基底核の4つめの機能は精神集中力を司ることです。この機能があるので，物事を秩序よく考え，計画し，執行できるわけです。精神分裂病を患っている人は，身体の内外からの刺激を適切に除去する機能が弱まっています。当然ながら社会機能が低く，その人が住んでいる社会環境が複雑であればあるほど，刺激が多くなるので，その分だけ混乱が生じ社会機能の低下がみられます。

　先ほど大脳基底核は側頭葉や大脳辺縁系と重なりあった部分にあると言いました。大脳基底核は前頭葉で計画された考案を行動に移す機能もあります。計画性のある行動を順序よく進めていくのも大脳基底核の機能です。

メモ

大脳基底核の活動性の低下　　　　（A17）

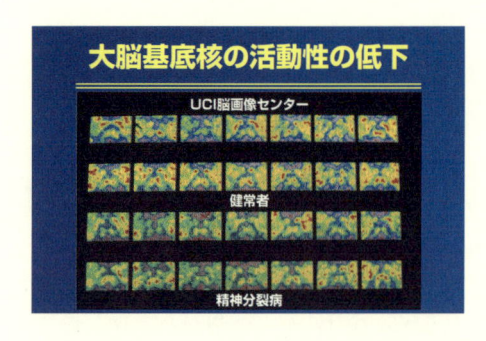

この写真を見てください。上2列は健常者の大脳基底核のスキャンの写真で、下2列は精神分裂病を患っている人が薬物療法を受ける前の大脳基底核の写真です。この上2列と下2列を比較すると、病気の人の大脳基底核の活動が低下しているのがわかります。このスライドが証明していることは、病気の人の大脳基底核の活動の低下は薬が引き起こしたのではなく、精神分裂病の結果であるということです。ここに見られる大脳基底核の欠陥は、精神分裂病の初期にすでに観察されます。

　精神分裂病では大脳基底核の活動が低くなり、そのために外部や身体の内部からの刺激を除去する機能が低下して、精神集中力が弱くなります。精神分裂病を患っている人は、静かに休もうとしている時に興奮状態から抜け切れず、邪魔になる刺激にも無差別に反応し、注意すべきことに精神集中できず、なすべきことを成し遂げることができない、ということになります。

　こんな状態なので、精神分裂病を患っている人の脳は何も計画性のあることをしていなくても、エネルギーを消耗し、疲労するのです。同時に、なすべきことに精神集中ができないので、生活上の大切な事柄もうまく処理することができないのです。

大脳基底核の活動性の変動　　(A18)

　このスライドは前のスライドと同じものですが，ここで皆さんに注意していただきたいのは，精神分裂病を患っている人であれ，健常者であれ，一人一人の脳の活動には非常に大きな違いがあるということです。

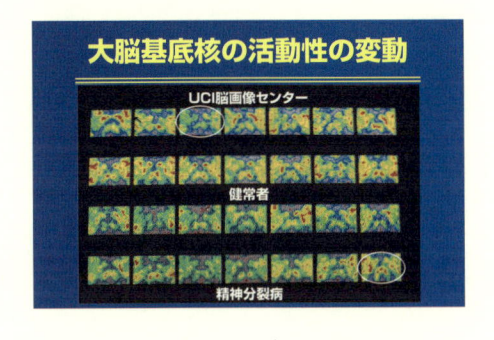

　先ほども言いましたが，上の2列は健常者14人の大脳基底核の脳画像で，下2列は14人の病気の人のものです。

　1列目で左から3番目の写真と4列目の1番右の写真を比較してください。この2つを比較すると，病気の人の大脳基底核の活動が，健常者のそれよりも活発であることがわかります。この人は精神集中の問題はなく，たぶん脳の他の部分，例えば前頭葉か側頭葉の障害による精神分裂病でしょう。

　このスライドを見せたもう1つの理由は，脳の一部の脳画像だけでは診断できないということです。一般的に言って，精神分裂病を患っている人は脳のある部分の脳画像に障害が見えますが，障害が見えないからと言っても精神分裂病ではないとは言えず，見えたから精神分裂病であるとも言えません。これはちょうど，男性は平均して女性よりも背が高いのですが，ある女性が普通の男性より背が高いから女性ではないと言えないのと似ています。

　精神分裂病を患っている人でも脳障害自体がその人によって大きな違いがあるということです。今日話したいろいろな脳障害の全てが精神分裂病を患っている人に見られるわけではありません。脳の

どの部分に障害があるかによって，症状が異なっているのです。ある人は前頭葉に大きな障害が見えるが大脳基底核にはきわめて少ない障害しかない，他の人には側頭葉に大きな障害が見えるが，前頭葉にはあまり障害がないなどです。

メモ

安静時における脳の活動性の亢進　　（A19）

この写真は安静にしている時の脳画像です。上は精神分裂病を患っている人の脳画像で，下が健常者のものです。この2つを比較すると，病気の人の脳画像は健常者に比べて活動性の高いことがわかります。この脳活動の活発性は精神分裂病のもう1つの問題です。

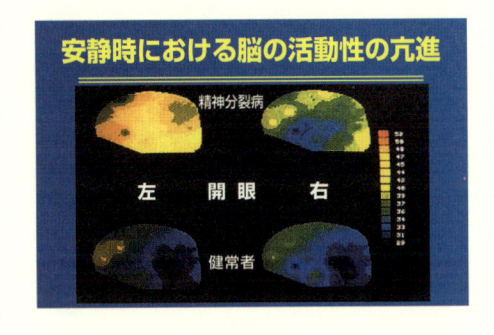

この研究は，健常者と病気の人に安静にしてもらい，脳波によりベータ波の活動性を測ったものです。アルファ波が安静時の状態，デルタ波が睡眠時の状態を示すのに対し，ベータ波は活発な思考と関連した脳の活動性を示しています。皆さんが今話をきかれているときには，おそらく脳のあらゆる部位にベータ波が現れているものと思われます。

病気の人は安静時にもベータ波が活性化しているのは，大脳基底核が身体の内外からの刺激を抑制したり調節していないことに起因します。これは車のギアをニュートラルにしてエンジンをふかすのに似ています。車のエンジンはすごい勢いで回っているけれども，車はいっこうに動きません。

病気の人がたいしたこともしていないのに疲れやすいのはここに原因があります。病気の人の脳活動は時速100マイルの速さで回っているけれども，ギアはニュートラルの位置にあると言えます。

知覚をとり入れる機能 　　　　　(A20)

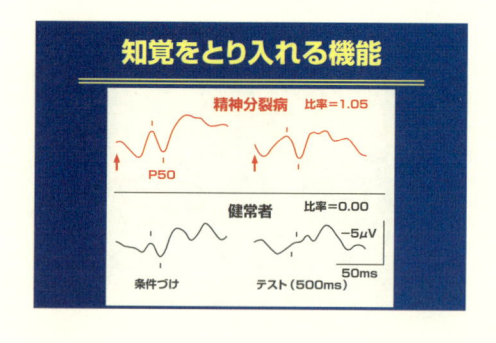

先ほど，大脳基底核は不必要な刺激を除去するためのフィルター的な役割をすると言いました。このフィルターの役割は，私達が何かの課題に出くわした時に，それに取り組むのに必要な情報の刺激だけを受け入れ，他の不必要なものは邪魔になるので意識の中に入らないようにします。この機能があってこその精神集中力なのです。

例えば，私は先ほどこのスライドプロジェクターを作動させました。プロジェクターを作動させた直後は，皆さんもモーター音に気がついたと思いますが，私がスライドを見せ，話しを進めていくにしたがい，プロジェクターが発する雑音は気にならず，話しだけに注意していると思います。プロジェクターから発せられる雑音は実際には聞こえているのですが，認識されない。これは皆さんの大脳基底核が十分に機能しており，この場で不必要な雑音を除去しているからです。

この図は大脳基底核のフィルター機能を調べたものです。上は精神分裂病を患っている人の脳波形で，下は健常者のものです。左側は条件づけのあとの脳波形で，右側は何度も同じ刺激を与えた後の脳波形です。これを見ると，病気の人の比率波は1.05であり意味のない刺激は全然除去されておらず，健常者の比率は0.00で大脳基底核の機能が働き，無意味な刺激が除去されていることがわかります。

非効率的な不安を軽減する試み　　　（A21）

　この絵を見てください。この人は24時間，周りからいろんな刺激を受けています。ちょうど皆さんが職場で非常に忙しくて，「もうこれ以上だめ」と言いたくなる日と同じように疲れきっている状態です。

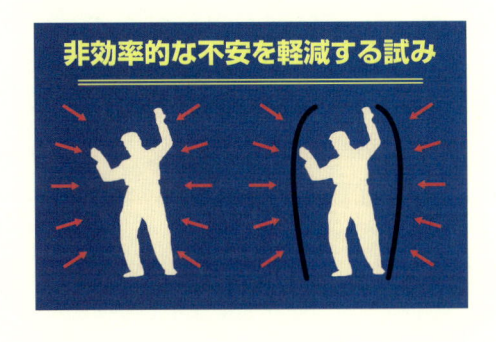

　このような刺激から自分を守るために，精神分裂病を患っている人は幻聴や周りからの雑音を避けようと一日中ヘッドホンを耳につけてがんがんと音楽を聞いていたり，人との接触を避けたり，お酒を飲んだり，落ち着きなく歩き回ったりします。何かぶつぶつと独り言を言ったり，時には自分に耐えがたい刺激を与えていると思った物を破壊したりします。

　不幸にして，これらの行動は周りの人をわざと苛立たせるための行動であるように他の人からは見られたりします。周りの人がこの行動を止めさせようとしても，他の方法でその人が受けている刺激を軽減できなければ，止めることはなかなか困難です。気にさわる行動を止めさせるには，これらの行動の意味を知ることが大切です。行動の意味が分かれば，気にさわる行動にとって代わる他の方法を与えることで止めさせることができるでしょう。

　精神分裂病を患っている人が耐えられない刺激を避けようとする防衛行動は，多くの場合効果がないので，刺激を十分に軽減できず，この防衛行動が本人の生活の大きな部分を占めることになります。

　これらの行動のために，その人は仕事につけず，学校にも行けず，友達と共に楽しく交わる人生を楽しむ機会をなくしていると思えば，この防衛行動は非常に高価な代償と言えます。

脳の疾患

大脳辺縁系の機能 (A22)

大脳辺縁系の機能

- 情動的な出来事の理解
- 現在の出来事と過去の記憶との関連づけ
- 経験からの学習

大脳辺縁系は先ほども説明したように、大脳基底核や側頭葉などと隣り合わせの位置にあります。大脳辺縁系は次の3つの機能を果たします。

1. 情動的なできことを理解する
2. 現在のでき事と過去のでき事の関連性をつける
3. 経験から学びとる

このようなわけで、大脳辺縁系への障害があると、人間関係、社交の場で非常に問題を生じます。

ほとんどの精神分裂病を患っている人は、話す時には相手の目を見るとか、ほほえむとか、簡単な質問をしたりするなどの基本的な社交性は持っています。問題は対人関係の中で交わされる情動的なものを理解できず、そのために適切な行動がとれず、時にはちんぷんかんぷんな行動をとったりします。相手が話しを続けたいのか、止めたいのかの判断が働かないばかりか、いつ同情的な言葉をかけ、いつ冗談を言えばよいのかなどがわかりません。そこで聞いていることや見ていることを過去の経験と関連づけることができないので、判断ができないのです。

人間関係の情動的なものを理解できないことは、その人が生きていく上で大きなハンディキャップになります。

大脳辺縁系の体積の減少　　（A23）

　これは左側の写真が健常者の脳画像で，右側が精神分裂病を患っている人のものです。アーモンドの形に似た部分が扁桃体で，大脳辺縁系の一部として重要な機能を担っています。この脳画像を見ると，精神分裂病を患っている人の扁桃体が失われています。

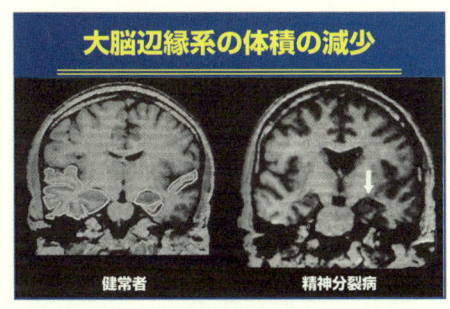

　大脳辺縁系，とくに扁桃体は，人の感情的経験を思考につなぐ機能を持っており，感情や知覚を理解し，分析することを司ります。人がある知覚や考えを抱いた時に，それに適した感情を触発します。扁桃体の損傷はこれらの機能を減退させます。その人の習得力，とくに感情をともなう経験の習得を損ないます。

　「目は口ほどにものを言う」という諺がありますが，これは，なかなか本音を言わなくても微妙な感情が表情に出るということで，人間関係において相手の感情的反応を正しくつかみ，自分の言葉や行動がいかに相手に影響するかをよく判断するのが大切なことを言います。人間関係において相手の顔を立て，自分の顔をつぶさないようにうまくことを運べる技能を持つことは大切なことです。大脳辺縁系の損傷は相手の表情を正しく読む能力を損なうのです。

　大脳辺縁系の機能不全は前頭葉との関連が断ち切られることにもなり，その人の行動と長期計画やゴールとの関連性がなくなり，行動が散漫になり，計画性に欠け，衝動的でその場限りの行動になりやすくなります。このようなわけで，扁桃体に損傷がある人はまとまった行動や考えができないので，自分はちりぢりばらばらの人間でまともに考えたり，計画を立てたり，行動をとることのできない者と思われがちです。

大脳辺縁系における脳細胞配列の乱れ (A24)

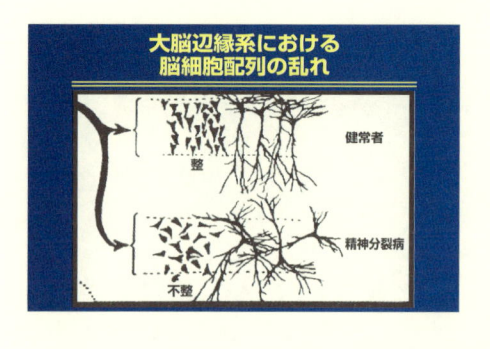

　大脳辺縁系の機能不全によるもう1つの障害は、大脳辺縁系の一部である海馬と大脳皮質間の伝達異常によるもので、そのために現在起きていることと過去の経験が結びつかなくなります。これはどうして起こるのかというと、海馬の細胞のもつれにあるのだと考えられています。

　この写真を見てください。これは海馬の細胞を顕微鏡で見たものです。上の写真が健常者の脳細胞で、下は精神分裂病を患っている人の脳細胞です。右側が細胞を横から見たもので、左側は細胞を上から見たものです。健常者の脳細胞は行儀よく縦に並行して並んでいますが、病気の人の脳細胞はあっちこちとめちゃめちゃになっています。細胞がこのようにちりじりばらばらになっているので、情報の伝達が正常にできないのだと説明されています。これは電話のスイッチボードが混乱していると電話を間違ってつなぐのに似ています。

　精神分裂病を患っている人に時々見られる支離滅裂の話し方は、この脳細胞のごちゃごちゃの配列が原因ではないかと説明されています。支離滅裂の話し方とは、「学校に今日バス（bus）で行ったの、本当に熱いバス（bath）ってすてきだね、ああ冷たいそうめんが食べたい」。この話を聞いていると、何を言っているのかわかりませんが、言っている人はちゃんとまとまったことを言っていると思っているのです。この人は車のバスのことを初めに言っていたのですが、

車のバスがお風呂のバスを連想させ，お風呂は本当に熱いのが良いと言っているわけです。熱いお風呂が，温泉に言った時を思い出させ，その時に食べた冷えたそうめんの美味しかったことを連想させているわけです。聞いている人はこの人の連想がわからないので，言っていることがわからない。これを言っている人は相手が自分の言っていることがわからないことがわからないのです。

　精神分裂病を患っている人に時々は見られる症状として，経験と感情が一致しないということがあります。例えば，事故にあって恐ろしい経験をしたのだけれど，そのことについて話している時に，げらげら笑って話したりします。これも脳細胞のごちゃごちゃの配列が原因だと説明されています。本当は怖いという感情につながるべきなのが，ごちゃごちゃの脳細胞の配列のために笑いの感情に連結してしまった結果であると説明されます。

メモ

過去に習得したことを
現在の課題に生かすことができない　（A25）

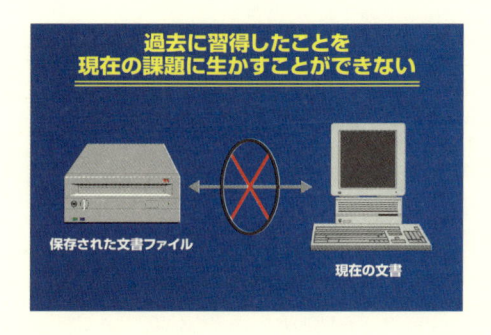

現在やろうとしていることと過去の経験が結びつかないことの説明です。大脳辺縁系の構造的傷害があったり，そのためにその機能の障害があった場合には，大脳辺縁系の一部である海馬と新皮質との正常な連絡が妨げられることがあります。このため過去の経験と現在経験していることの連結がとれず，その結果として，同じ失敗を繰り返したり，1つの経験を通して他に応用することができなくなったりします。例えば，自分の家から診療所まで，バスで通院する方法を教えてもらって，それができても，その経験をいかしてバスで図書館に行くことができない。バスで図書館に行くには，また新しくバスの乗り方や乗り換えの方法を教えてもらわなければならないのです。

この図はどこにでもあるコンピューターの装置ですが，今言った海馬と新皮質との連結がまともにとれていない時の説明をこのスライドで説明したいと思います。

コンピューターのこの部分がモニターと呼ばれるスクリーンです。これが，ちょうどタイプライターに似ている部分でキーボードです。手紙やレポートをまとめる時には，キーボードを使ってタイプライターと同じように文章を打ちます。そうすると，このモニターにその文章が出てきます。作った文章を保管したい時に，コンピューターからこの箱みたいなものに移すと，作った文章をいつまでも保管

し，いつでも必要な時に取り出すことができます。当然ながら，コンピューターとこのメモリーの箱は配線で結ばれています。取り出した文章をあちこち変えることもできます。クリスマスなどに何十人の人にカードを出さねばならない時に非常に便利です。誰にでも当てはまる手紙を一度コンピューターで書き，個人個人には，名前や住所など，また手紙の一部を変えて出す。そうすると,20人に出した手紙の90%は同じ文章ですが,10%だけ変えることにより，ユニークな手紙になるという融通性があるわけです。

　先ほど，精神分裂病を患っている人で大脳辺縁系に障害がある人は海馬と新皮質との適切な連絡がとれないと言いました。これはちょうどコンピューターとこのメモリーを保管する箱との回線がはずれているのに似ています。回線がはずれていれば，せっかく書いた名文も保存できません。20人に同じような手紙を書くとすれば，その1つひとつを繰り返して書かなければならないことになります。これは自分の家から診療所までバスでの通院を習っても，図書館に行くにはまたバスの乗り方を教えてもらわなければないのと同じことです。

メモ

現在の機能と最高機能　　　　（A26）

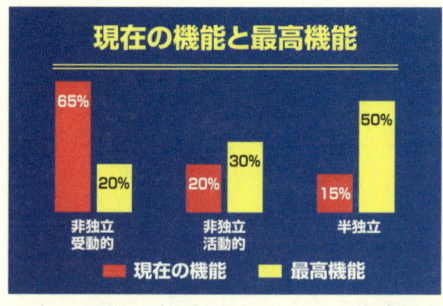

現在の機能と最高機能

- 非独立受動的: 65% / 20%
- 非独立活動的: 20% / 30%
- 半独立: 15% / 50%

■ 現在の機能　■ 最高機能

　この図は現在アメリカで精神分裂病を患っている人の生活状況と生活機能を調査したものです。赤色は生活の現状で黄色は最高機能を示しています。最高機能とは自分で身の回りの世話ができ，1週間に何時間かパートの仕事かボランティアをしている状態です。

　アメリカでの現状では精神分裂病を患っている人の65%が家族または他の人に生活のすべてを依存し，自分自身では何もしない消極的な生活をしている状態にあると言われています。そして20%が，家族や他の人たちに依存した生活をしているが，ある程度の身の周りのことは自分でしたり，友達と時には逢い，映画などの娯楽も自主的にできる状態であり，あとの15%が，1週間に何時間かのパートタイムやボランティアなどをし，毎日の生活も自分でできる状態であることがわかっています。

　しかし，アメリカで精神分裂病を患っている人全員が適した治療を受けていれば，50%の人たちが独立または半独立した生活ができると予測されており，20%はどのような治療を受けても変化がないであろうと言われています。この20%の人たちは少し前に説明した，例えば前頭葉が消滅しているなどの，脳の一部に構造的な障害があるため，いかなる治療を受けても効果が出ない重症の人たちであろうと言われています。

　このクラスの目的は，精神分裂病を患っている人が現在知られている最良の治療を受け，失った機能をなるべくたくさん取り戻し，意義ある人生を送れるよう促進することにあります。

精神分裂病を患っている人の生活　　（A27）

現在，精神分裂病を患っている人の30%ほどが自分で独立または半独立した生活をしていると言われています。ほとんどの家族が病気の家族を何らかの方法で援助しており，成人で精神分裂病を患っている人の30%が自分の親または兄弟に依存し，共に住んでいると言われています。

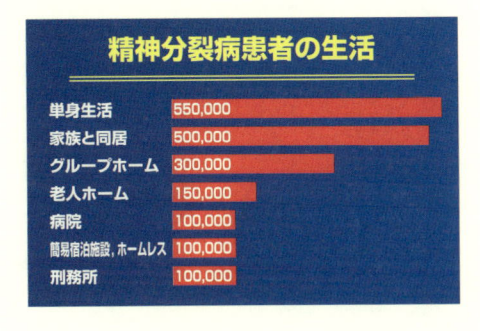

精神分裂病患者の生活

単身生活	550,000
家族と同居	500,000
グループホーム	300,000
老人ホーム	150,000
病院	100,000
簡易宿泊施設, ホームレス	100,000
刑務所	100,000

25%の人がグループホームや老人ホームなどの施設に住み，15%の人たちは症状が不安定なため，病院，留置所，ホームレス保護所などに収容されているか，またはホームレスであると言われています。家族と住んでいなくても，この40%の人たちも何らかの方法で家族からの支援を受けていると言われています。

この統計から見ると，精神分裂病を患っている人たちの70%以上が，多かれ少なかれ家族からの援助または支援を受けていることになります。このクラスはこれらの家族の方々に，どのような方法で病気の家族に適切な愛の手助けを与えることができるかの知識を提供することをめざしています。

メモ

精神分裂病とは

> **精神分裂病とは**
> - 誰かの過失が原因ではない生物学的な疾患です
> - 患者本人と家族に測り知れない苦しみをもたらします
> - ハンディキャップにはなりますが, 廃人になるわけではありません
> - 回復することもあります
> - 新しい治療法により回復する者が多くなっています
> - 家族はさまざまな手段により, 援助することができます

最後にこの章のお話しをまとめさせていただきます。精神分裂病は生物学的な病気であり, 病人や家族が病気の原因を作ったのではありません。もし過去に, 病気になった原因が病人なり自分にあると責めたことがあれば, そのことについて自分を許してあげてください。皆さんが原因となったのではありません。

今日の私の話から, 精神分裂病を患っている人の苦しみについて, どうして健常者にはできることが彼らにはできないのか, そのために自分自身に失望したり, 自信や希望をなくしたりしているかについて, 理解を深められる機会になればと望んでいます。

この皆さんの理解が病気の人に対する適切な援助への第一歩です。次の段階は, 病気の人には脳に障害があり, 普通の生活をするのにいろいろな困難があるにもかかわらず, 一生懸命生きようとする努力と勇気をもっていると認識していただければ今日のお話の目的を達成したことになります。精神分裂病を患っている人も彼らなりに社会に貢献でき, 1人の人間として, 満足した一生を終えることができます。

新しい抗精神病薬による治療や心理社会的リハビリテーションを受けることにより, 以前と比べて, これからの精神分裂病の予後は非常に改善されてきました。毎日と言ってよいほど, 新しい治療法が提案されています。

アメリカには精神分裂病を患っている人のための家族の会があり

ます。この家族の会を Alliance for the Mentally Ill といいます。この会はアメリカ全国にあり，もちろん，カリフォルニアにもあり，ロスアンゼルスにもあります。会員の人たちが毎日精神病についての誤解をなくすために，いろいろな活動をしています。病気の人がより良い生活を送れるよう努力しています。

　今日の私の話を聞いて，皆さんも精神分裂病を患っている人を何らかの方法で援助できるとの確信をお持ちになれれば幸いに思います。本当に皆さんも援助できるのですよ。次に5回にわたり精神分裂病について，その治療について，またいかにして皆さんがその病気の人の援助ができるかについて話をしていきます。

メモ

原因と経過

原因，経過，予後 (B1)

前章では次の事柄について話しました。

●精神分裂病は生物学的な原因で発病し，病気を患った本人や家族が原因を引き起こしたのではありません。

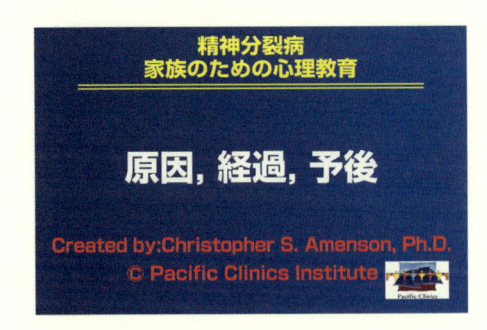

●精神分裂病を患っている人は恐怖と苦しみに苛まれています。

●毎日の生活を保持するための，とくに複雑な状況判断や細かな計画をせねばならない事柄が困難になります。

●精神分裂病を患っている人は繰り返される失敗や異常な知覚のために自分自身に失望し，自信を失っています。

●精神分裂病を患っている人でも勇気と強靱さを持っている人がいます。毎日の暮らしの中で脳障害からのハンディキャップに負けず，人生を力一杯生きようと努力している人がいます。病気の人でも有意義な人生を保ち，社会に貢献することができます。

●近年開発された新しい抗精神病薬や心理社会的な治療を受けることで，今まで見られなかった希望的な予後が期待されるようになりました。今後は，もっと素晴しい治療法が開発されることでしょう。

●家族の方々もこれらの新しい治療法の開発に貢献することができます。

精神分裂病の原因 (B2)

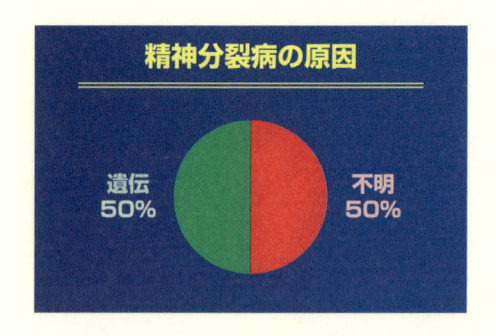

今週は精神分裂病の原因とその経過について話を進めていきます。精神分裂病をよく理解すれば，適切な治療が可能になるでしょう。

精神分裂病の原因の半分ほどが家系的要素であると言われています。家系性または遺伝性ということは非常に複雑であり，複数の染色体が相互にまた胎内の環境と影響しあい起こることです。精神分裂病を引き起こす原因となる染色体群の1つだけを保持している人はたくさんいても，精神分裂病に関わる全部の染色体を保持していないので，発病しません。

発病の原因となる染色体群はいくつもあるのではないかと推定されています。ですからある人には染色体群 A が精神分裂病を引き起こし，もう1人の人は染色体群 B により精神分裂病が引き起こされるのではないかと言われています。ある家族にはこれらの染色体が受け継がれているとわかっていますが，まだまだこれらの染色体が受け継がれていくからくりはわかっていません。

糖尿病も精神分裂病と同じように遺伝の組み合わせが複雑です。どちらも非常に複雑ないくつもの染色体の組み合わせがあるのではないかと考えられ，それで家系に精神分裂病を患っている人が1人もいない家族にも患者が出ることがあると考えられています。

繰り返して言いますが，精神分裂病や糖尿病のいずれも，その遺伝性の組み合わせはまだ解明されていません。

遺伝的組み合わせ (B3)

精神分裂病を患う人のほとんどが家族や親類に同じ病気にかかっている人がいないと報告します。その1つの理由は，過去には精神分裂病の診断が不十分であり，正しくそれが知らされていなかったということです。2つめの理由は日本ではごく最近まで，精神病者が家族にいるということは非常な恥だと思われていて，親類縁者にもそれを知らせない習慣がありました。そのため，叔父，叔母，従姉妹などに精神病の人がいても，直接の家族以外は知らない場合が多かったことが挙げられます。3つめの理由は，本当に親族の中に精神病を患った人がいなかったことが考えられます。これらの人たちは誤って精神分裂病と家系とは無関係だと思いがちです。精神分裂病と家系との関係はほとんどの症例に見られるのですが，それがいろいろな意味で認識できないのです。その理由は精神分裂病が一世代から次の世代に継がれていくメカニズムが非常に複雑であることによるものと言えるでしょう。

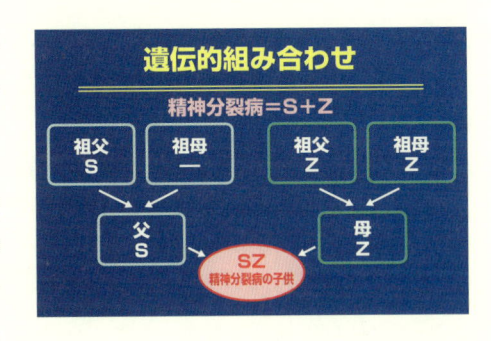

この図を見てください。これは親族に誰も精神分裂病を患った人がおらず，親族で初めて精神分裂病がみられた場合の簡単な説明です。Sの染色体とZの染色体が同じ人に伝わった時に精神分裂病が現われるとします。この人の父方の祖父はS染色体を持っていましたが，精神分裂病にはならず，祖母と結婚しました。祖母はS染色体もZ染色体も保持していませんでした。この人の父は祖父からのS染色体を受け継ぎましたが，病気ではありませんでした。つまり，

父方の家系には1人もS染色体とZ染色体を同時に受け継いだ人がおらず，だから病気の人が出なかったというわけです。

これと同じように，この人の母方にもZ染色体は受け継がれていましたが，S染色体を受け継いだ人がいなかったので，病気の人はいませんでした。

S染色体を受け継いだ父とZ染色体を受け継いだ母が結婚して生まれた人が，親族の中で初めて精神分裂病を発症したというわけです。

現在いろいろな研究者が精神分裂病と家系に関する研究をしています。これらの研究の結果，いつの日か精神分裂病を予防できる日がそのうちにくるでしょう。

メモ

精神分裂病の遺伝的危険性 (B4)

もし親族に精神分裂病を患っている人がいれば，その分だけ精神分裂病になる危険性が高くなります。では，家系と精神分裂病の関係についてよく出る質問とその答えを見てみましょう。

精神分裂病の遺伝的危険性

もしあなたの以下の家族が精神分裂病であればあなたが分裂病になる危険率は

一卵性双生児	46%
両親	48%
片親または兄弟	12%
おじ，おば，甥，姪，祖父母	5%
従姉妹，大おじ，大おば	2%
家族，親族にいない	1%

質問1．子供の1人が精神分裂病を患っています。現在健康な子供が精神分裂病になる危険率はどのくらいでしょうか。

　答．兄弟の1人が精神分裂病を患っていると，他の兄弟も病気になる危険率は12%だと言われています。同じ両親を持つ兄弟は，同じ染色体を保持する確率が50%です。

質問2．娘は精神分裂病を患っていますが，子供を生みたいと言っています。娘の子供が精神分裂病になる危険率はどのくらいでしょうか？

　答．もし子供の父親が健常者であれば，その危険性は12%です。父親も精神分裂病を患っていれば，危険率は48%です。

質問3．息子は精神分裂病を患っています。その妹はいま結婚しているのですが，子供を生みたいと言っています。生まれてくる子供が精神分裂病になる危険率はどのくらいでしょうか。

　答．そのお子さんが精神分裂病になる危険率は5%です。叔父・叔母，姪・甥などの2親等の親族が同じ染色体を受け継ぐ確率は25%です。

質問4．もし親族のなかで複数の人が精神分裂病を患っていた場合の危険率はいかがでしょうか。

答．この場合は精神分裂病になる危険率は血縁関係により加算されます。例えば，自分の兄と叔母が病気の場合，その人が病気になる危険率は17%（12% + 5 % = 17%）となります。

メモ

精神分裂病の原因は育て方よりも遺伝　(B5)

親族内でも血縁関係が近ければ近いほど生活環境が似ていると言えます。そのため，理論的に言えば，血縁関係が濃ければ濃いほど精神分裂病になる危険率が高くなり，その原因が血縁関係または

精神分裂病の原因は育て方よりも遺伝

子供が精神分裂病を親から受け継ぐ率

育ての親	生みの親	
	精神分裂病	健常者
健常者	16%	1%
分裂病	16%	1%

子育てと推測されるわけです。が，次にあげる3つのスライドは精神分裂病と家系との関連性を示し，子育ての方法とは無関係であることを示すものです。

このスライドはたくさんの研究の結果わかった最初の2つの大事な事柄についてまとめたものです。この研究は双子の子供たちが生後3日以内に養子に出された例を調査したものです。

1. 双子の養子に出された子供たちと実母と養母との関連性を調査した結果，養母は健常者で実母が精神分裂病であった場合，その子供が精神分裂病になる危険率は16%であり，養母は精神分裂病であるが，実母は健常者であった場合はその子供が精神分裂病になる危険率は1%で，実母と養母の両方が健常者であった場合の1%と同じです。この結果から精神分裂病と子育ては関係がないことがわかります。

2. もし養家族が非常に機能欠損が強い場合でも，それが原因で精神分裂病を引き起こすことはありません。しかしながら，子供の頃の親との接触不足や子供の頃に受けた心的外傷は後に他の精神障害や人格障害を引き起こす危険率が高くなることが分かっています。

同じ遺伝子は同じリスクを負う　　(B6)

同じ遺伝子は同じリスクを負う

正常な二卵性双生児 ↔ 精神分裂病の双生児 ↔ 正常な一卵性双生児

5%　　17%　　17%

子供が精神分裂病になる確率

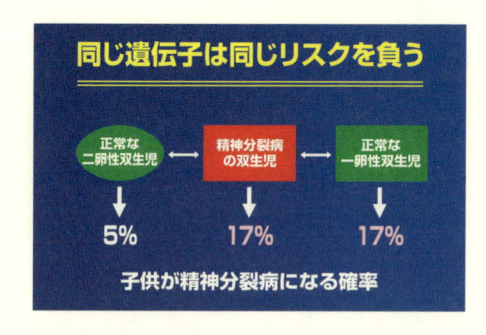

3．一卵性双生児の親は精神分裂病の危険率を同じように子供に引き継ぎます。この図をみてください。真ん中が精神分裂病を患っている人です。この人の子供は17%の割合で精神分裂病になる危険率があります。この人に一卵性双生児の兄弟がいたとします。この兄弟は精神分裂病を患ってはいませんが、この兄弟の子供は病気になる危険率が同じく17%あります。しかし、兄弟が二卵性双生児であり、健常者であった場合は、その子供が病気になる危険率は5%です。この研究が示すことは遺伝子と精神分裂病との間には強い関連性のあることを示しています。

　この説明を聞いて、不思議に思われる方もいると思います。それはもし精神分裂病が遺伝的な病気であれば、一卵性双生児の1人が精神分裂病になり、もう1人が健常者でありうるということがどうして可能なのかということです。現在の科学の理論では、ある人は精神分裂病になる脆弱性を受け継いでいるが、ただそれを受け継いでいるだけでは精神分裂病にはならず、発病にはある種の身体的なストレスがその前に起こらなければならないのだと説明しています。

メモ

一卵性双生児における精神分裂病 (B7)

例えば、遺伝的な脆弱性に胎児期のウイルス感染や出産時の外傷が加わると、この写真に見られるように脳障害の原因となることがあります。

4．ある研究で13組の一卵性双生児を対象にしました。双生児の1人は精神分裂病を患っており、もう片方は健常者でした。病気の方の13人の脳画像を撮ってみたところ、13人中12人が何らかの脳の構造的障害が見られたのに対し、健常者の双子の脳画像には誰一人脳構造の障害が見られなかったと報告されました。この写真は右側が精神分裂病を患っている双子で、左側が健常者の双子の脳画像です。右と左の脳画像を比較すると、右の脳画像の脳室が拡大しているのが見られます。脳室の拡大は大脳辺縁系と側頭葉の構造の萎縮と言えます。この脳内の障害は出産前に起こったものです。

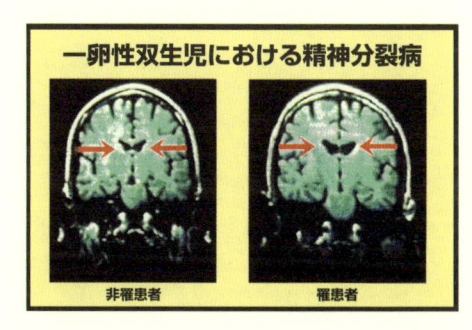

この研究でもう1つ非常に興味深いことがわかりました。一卵性双生児で精神分裂病を患っている人と健常者の指紋が違っていたということです。普通は一卵性双生児の場合は指紋は同じです。この違いから考えられることは、これらの双子は2つの異なった胎盤の中で育ち、その結果として、ウイルス感染や胎内の外傷経験が異なっているためとみなされています。しかし、一卵性双生児は遺伝子は同じなので、その子供たちの精神分裂病を引き起こす危険率には変わりがないというわけです。

精神分裂病を引き起こすと考えられる要因 (B8)

> **精神分裂病を引き起こすと考えられる要因**
> - 純粋に遺伝的な要因
> - 遺伝的ではなく,生物学的な要因
>   子宮内での分娩時外傷
>   脳内ウィルス感染
> - 遺伝的脆弱性プラス
>   生物学的なストレス
>   心理社会的なストレス

先ほども言ったように,精神分裂病の要因の50%ぐらいは家系的なものであることが明らかにされています。科学的な立場からはあとの50%はまだはっきりと「これだ」という確信を持てる要因はわかっていません。

現在までのいろいろな研究の結果として,精神分裂病の原因は生物学的なものだろうと推定されています。精神分裂病の原因が100%生物学的なものであるという仮定の基で,精神科の専門医は効率の高い治療法と家族介入の方法を開発してきました。

精神分裂病を患っている人の一部は100%遺伝的な要因で,また他の一部の人は遺伝以外の生物学的な要因(例えば,胎児期のウイルス感染など)で,また残りの人たちは遺伝的脆弱性と身体的ストレスの両方が原因となって精神分裂病を引き起こしているのではないかと考えられています。

メモ

生物学的危険因子 (B9)

精神分裂病の原因として，遺伝的要因以外の生物学的要因ではないかというものがいくつか挙げられています。これらがどのように精神分裂病を引き起こす原因になるのかについてはもっとたく

> **生物学的危険因子**
> - 冬季の出生
> - 妊娠20-30週の胎児期におけるウィルス感染
> - Rh不適合
> - 胎児期の栄養不良
> - 出生時の無酸素状態

さんの研究が必要です。精神分裂病になる危険性は以下の条件があると2倍になるという研究結果が出ています。

●赤道より北の地域で1月から3月の期間，赤道から南の地域で7月から9月の期間に誕生（これはちょうどインフルエンザが流行する季節でもあります）

●母親が妊娠4カ月から6カ月の期間中にインフルエンザを患った

●母親と胎児の血液でRh不適合がみられた

●母親が妊娠中に飢餓状態であった

●出生時に赤ちゃんが酸素不足になった

ここに挙げた要因は，個人レベルで遺伝的な脆弱性がある時だけに精神分裂病を引き起こす要因になると言われています。出生時にこれらがあてはまる赤ちゃんの95％は精神分裂病の遺伝的脆弱性に欠けているため精神分裂病にはなりません。

ストレスは精神分裂病を引き起こす直接の原因ではない (B10)

ストレスは精神分裂病を引き起こす直接の原因ではない

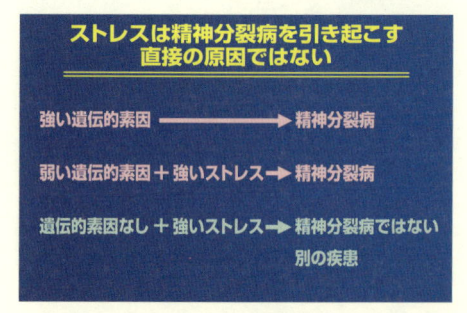

強い遺伝的素因 ──────→ 精神分裂病

弱い遺伝的素因 ＋ 強いストレス → 精神分裂病

遺伝的素因なし ＋ 強いストレス → 精神分裂病ではない別の疾患

　最近の精神分裂病のさまざまな研究によれば，毎日の生活における心理社会的なストレスは，たとえどんなに酷いものであっても，精神分裂病の直接の原因にはならないことを示しています。

　例えば，戦時中の強制収容所に監禁されていた人，地震などの災害を受けた人たち，家族の死にあった人たち，離婚などのストレスがあった人たちを調査した結果，一般人口に比べこの集団の人たちの中にとくに精神分裂病を患った人が多かったという証拠は見つかりませんでした。これらの心理社会的なストレスは不安障害，うつ病，薬物乱用などの，ストレスに関連するいろいろな症状を引き起こすことがあります。

　発病の原因はほとんどの場合，先ほど説明したようにその人の遺伝要因にあると言われています。精神分裂病の遺伝要因が弱かった場合には，身体的なストレス－例えば胎児期のウイルス感染など－が精神分裂病を引き起こす原因となります。言い換えれば，胎児期にウイルスに感染していても，精神分裂病の遺伝要因が弱ければ，発病することはありません。

　まだはっきりと確証されたわけではありませんが，最近のほとんどの研究では心理社会的なストレスは精神分裂病の原因にはならないとの結果を出しています。しかし，心理社会的なストレスは再発の誘因になることは種々の研究で示されています。また生物学的に精神分裂病を発症する運命にある人が初発のエピソードの直前に，いろいろな心理社会的ストレスがあったことも認められています。

精神分裂病の発症 (B11)

遺伝子にはいろいろあり，ある種の遺伝子は成長期のある時期にならないと活性化しません。その例は，男性における頭髪の禿であり，第二次性徴の現われなどもそうです。これらの特徴は受精

> **精神分裂病の発症**
> - 通常15～30歳の間にみられ，
> - 脳の成長が活発な思春期に起こり，
> - 最初の2-3年の間に進行性に症状が悪化するが，
> - 症状の軽減は可能であり，
> - また，症状の進行をくい止めることができることもある

時に決定するのですが，ある年齢に達しないと現れません。精神分裂病も同じで，その原因となる遺伝性や身体的要因は出生以前に決定されるのですが，思春期の後期にならないと現れません。

精神分裂病が思春期になって現れる説明の主な理論は，脳が約30歳まで成長し続けることを前提としています。思春期に前頭葉は活発に成長し，皮質刈り込み（cortical pruning）も進んでいます。この皮質刈り込みは不必要な神経と神経とのつながりを削減し，重要な神経間のつながりを強化する機能があります。これは運河にいくつもの支流があり，支流があればあるだけ水の流れが少なくなり，弱くなることに似ています。この場合，支流を主流から堤防で切り離すことにより，主流の水量を保ち，流れを豊かにすることに似ています。この皮質刈り込みがあることで，人の感情や思考の伝達が迅速かつ豊かになります。精神分裂病の場合は出生以前の脳の破壊により，この皮質刈り込みが散漫になり，秩序がない刈り込みになり，そのために感情や思考の伝達が非効率的，無秩序的になるのです。それと同時に感情や思考を迅速に，かつ正確に伝達すべき伝達基幹は強化されないままであったり，または破壊されています。思考や感情の伝達基幹が無秩序に関連しているために，毎日の生活で起こっていることがよく理解できず，社交の場で適切な振る舞いができず，問題解決ができなくなったりします。

青年期における脳の損傷 (B12)

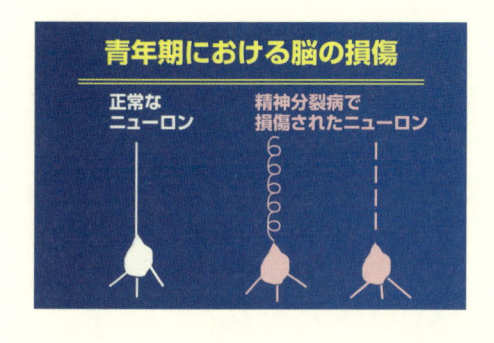

青年期における脳の損傷
正常なニューロン　精神分裂病で損傷されたニューロン

精神分裂病は思春期の皮質刈り込みが進んでいる時に、脳細胞や脳細胞間の伝達組織の破壊を引き起こします。脳細胞で合成され、放出されるいくつかの神経伝達物質がお互いに異常な作用をすることにより、脳細胞そのものが破壊されます。
この細胞自体が自己破壊することを自己毒性 (autotoxicity) と言います。
アルツハイマー病、多発性硬化症、ハンチントン病、パーキンソン病などがこの脳細胞の自己毒性が原因による病気の例です。

　病気になる前までは機能していたこれらの脳細胞や伝達組織の多大な破壊が思春期に始まった精神分裂病の認知機能の減退の原因であろうと言われています。この破壊と機能不全は永久的なので、病後の機能の低下は一度始まると発病以前の機能状態には戻せないと言われています。

　精神分裂病の走りである脳細胞自己毒性化が始まると、その人の思考様式、感情表現、認知機能の変化が少しずつ起きます。そうして脳細胞の破壊が進むにつれ、顕著な精神分裂病の兆候が出はじめます。この時期の脳画像を見ると脳細胞自己毒性化による脳細胞破壊がとくに最初の2、3年の間に急速に進んでいるのがわかります。

　精神分裂病を患っている人にとっても、その家族の方々にとっても、それまでは有望だった人が、発病したばかりに、今までの希望や夢を諦めなければならないほど不幸なことはありません。

私の知人でMIT（マサチューセッツ工科大学）の優等生だった人が、3年生の時に精神分裂病を発病し、せっかくの有望な将来を諦めなければならなくなった人がいます。彼は自分が精神分裂病であることを認めることができず、長い間薬を拒んでいました。この方のお母さんは一生懸命この人に治療を受けさせようと努力されました。このお母さんが親としての悲しみや失望感を話してくださいました。非常な悲しみです。辛いことです。

　これらの研究でわかったことは脳細胞の破壊をなるべく最小限に食い止めるためには、早急に早期治療を受ければならないということです。

メモ

精神分裂病の自然経過 (B13)

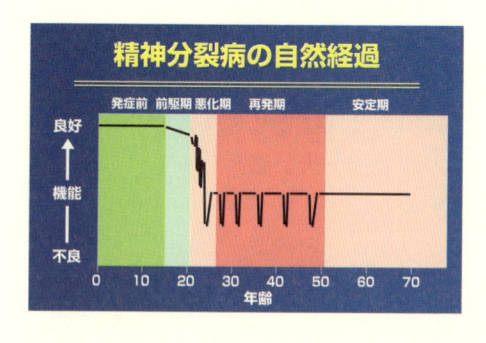

この図を見てください。この図は精神分裂病を患った人が何の治療も受けなかった場合の病気の経過です。精神分裂病を患った人たちのほとんどが思春期になるまで，顕著な症状は現われず，機能の低下も見られません。しかし精神分裂病を患ったたくさんの人たちに，早くて幼児期から多少の運動神経や感情表現の異常（人見知りが激しい，音や光に敏感，環境や毎日の生活の変化を嫌う）が見られます。思春期になって初めて知覚，精神集中力，感情などの異常（自閉，引きこもり，融通性の障害）が少しずつ顕著になってきますが，この前駆期の症状は思春期の他の行動や感情表現の変化の特徴との区別がつきにくく，精神分裂病の症状だとみなされることは少ないのです。

精神分裂病の症状がはっきり現れた後，再発がある度に症状が激しくなり，再発から回復する度に機能が少しずつ低下していきます。とくに最初の5年間が非常に大切で，治療なしでは脳細胞の破壊は急激に進み，それに比例して機能低下が進みます。

最初の症状悪化の時期が一段落すると，その後は安定した再発の期間が20年，30年ほど続きます。精神分裂病の自然経過は最初の5年間が一番症状の悪化や再発の頻度が激しく，その後は少しずつ，症状も安定し，再発も少しずつ少なくなってゆきます。50歳を越すと，ほとんどの人が再発を経験することはありません。

精神分裂病はどの国でも同じである　　(B14)

世界保健機構（WHO）の調査によると，精神分裂病は世界各国で変わりがないと報告しています。どの国においても発病時は15歳から30歳に一番多く，どの国においても人口の1％が精神分裂病に

精神分裂病はどの国でも同じである
- 民族，人種を問わず人口の1％に現れる
- 大体15歳から30歳の間に発症する
- どの民族，人種でも中核症状は同じである
- どの民族，人種でも同じ再発や寛解のパターンをとる
- 一生を通して療養が必要である

なるとの調査報告が出ています。症状も，生涯を通しての病気の経過も，どの国でも同じであるということがわかりました。

精神分裂病の生物学的な現象はたとえ文化的，社会的な違いがあっても変わりがないことがわかりました。例えば，アメリカ合衆国では精神分裂病を患っている人の妄想や幻聴はテレビ，中央情報局（CIA），マフィア，レーダーなどについてのものですが，アフリカのナイジェリアでは妄想や幻聴は動植物であり，森や山々の精霊であったり，先祖や亡くなった人たちの霊であったりします。この2つの国での妄想や幻聴・幻覚は，その表現こそ違いますが，妄想であり，幻聴・幻覚であることに変わりはありません。

これらの調査結果は，文化の違いや子育ての違いは精神分裂病の発症に何の役割も果たしていないことを示しています。

一度精神分裂病が発症すると，文化や社会的構成などはその人がどの程度良くなるか，失った機能をどの程度取り戻せるかに影響します。このことについては次の講義で詳しく話します。

一卵性の四つ子における生物学的な違い (B15)

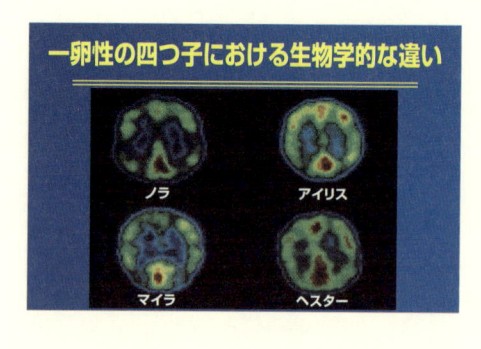

長い間，家族は精神分裂病の原因になると見られていました。過去20年間で，この間違った考えが正され，家族環境は精神分裂病の原因にはならないことがわかりました。この写真はこの新しい発見をよく表わしています。

この写真は1930年代に生まれた一卵性四つ子姉妹の脳画像です。左上がノラさん，右上がアイリスさん，左下がマイラさん，右下がヘスタさんの脳画像です。不幸にして，4人とも精神分裂病でした。この4人の姉妹を観察するとノラさんとマイラさんの2人はアイリスさん，ヘスタさんに比べて，機能が全般的に低く，またこの姉妹のお母さんはアイリスさんやヘスタさんほどに，ノラさんとマイラさんのことは好きではありませんでした。

1950年代には，精神科の専門医はノラさんとマイラさんの症状が酷いことや機能の低さは，この姉妹への母親の愛情が少なかったせいだと理解していました。この4人姉妹の遺伝子はみな同じですから，他に説明のしようがありませんでした。

現在は脳画像の技術が高度に発達した結果，この4姉妹の脳画像を比べて，明らかにノラさんとマイラさんの脳障害の方が重篤であるとわかります。

また最近の研究の結果わかったことは，2人以上の子供の出産の場合，胎内での育った環境が異なると，精神分裂病の重症度に影響を与える可能性があるということです。

最近ではこの4姉妹にみられる違いはやはり生物学的な違いであり，お母さんが同じように四つ子を愛していても，精神分裂病のひどい症状があれば，病気だと思っていてもその子に腹が立つこともあるでしょうし，無気力になることもあるでしょう。そうすると時には世話のかからない子供たちの方が好きだと思うのも自然でしょう。話せばそれに反応し，社交性があり，自分の言っていることに興味を示してくれる人の方を好きになるのが普通でしょう。

　不幸にしてつい最近まで，精神科の専門家と言われている人たちから多くの家族が精神分裂病の原因になっているとの濡れ衣を着せられてきました。これは過去においては，十分な科学的な情報がなかったせいでもあります。今，まだ精神分裂病の原因を家族のせいにする精神科の専門医がいたとすれば，その人は勉強が足りず，最近の情報にうとい人だと言えます。

メモ

精神分裂病を患っている人をもつ家族の特徴 (B16)

精神分裂病患者をもつ家族の特徴

- コミュニケーションのパターンが乏しい
  断片的、まとまりがない、内容がはっきりしない
- グループの問題解決能力が不十分である
  議題からそれる、協調性に欠ける
- 意見の不一致が多い
  批判、非難、否定的なコメント

精神分裂病を患っている人がいる家族とそれ以外の家族を比較すると、前者の方が家族間での意見の不一致やいざこざの多いことが過去20〜30年のうちにわかってきました。これらの観察から、以前は家族内での意見の不一致や緊張感が精神分裂病の原因になっているのではないかと考えられていました。

このような思考方法は、スポーツマンが大切な試合に出るとき、同じタオルや使い古した靴下を履くとか、駅に行く途中の駒犬さんの鼻をなでるといった縁起をかつぐようなもので、1つの事柄ともう1つの事柄が偶然起こったので、その2つの事柄の間に何らかの関連性があると思い込むのに似ています。ある種の迷信的な要素がありました。

この関連性（家族内の不調和と精神分裂病）を実証するためにいろいろな研究がなされましたが、ついに実証できず、この理論は破棄されました。

現在においては、ほとんどの精神分裂病の専門家は、精神分裂病が家族に非常な悪影響を及ぼすので家族内での不調和や混乱をもたらしていると理解しています。

脳障害のために、精神分裂病を患っている人は生活上のいろいろな事柄への適切な対処の方法に欠け、病人を抱えた家族も病気に対する十分な情報や、病人をどのように援助すればよいかといった情報を得られずに混乱しています。病人の回復を思ってやっているのに非効率的な対処方法が多く、結局は病人も家族もストレスとフラストレーションの悪循環に終わっていることに気づきました。

ストレスと精神分裂病 (B17)

医学的に見て心理社会的ストレスが発病の原因になる可能性はないとは言えませんが、ほとんどの専門家は精神分裂病の原因はまず生物学的なものであると考えています。

一度発病すると、その人はストレスに対して非常に敏感になり、ちょっとしたことにも影響され機能の低下が見られたり、またひどいストレス下では分裂病が再発します。精神分裂病の原因としての生化学的な要素や、ストレスと再発や回復との密接な関係の重要性を考慮して、「神経伝達物質－ストレス障害」という言葉ができています。

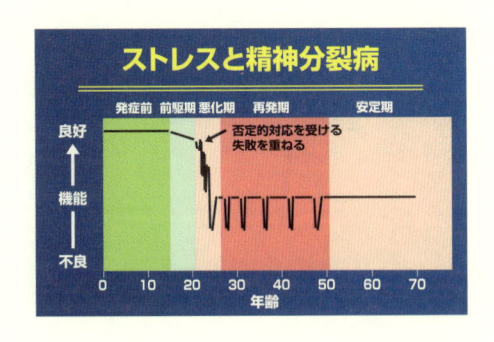

ストレスと精神分裂病との関係は、ちょうど糖尿病と砂糖との関係に似ています。糖尿病は砂糖が原因ではなく、その人の糖尿病的体質が原因ですが、その人が一度糖尿病になると、糖分に対して非常に敏感になり、糖尿病の経過はその人の糖分の消費に極度に影響されます。

多くの家族が、精神分裂病の発病は当人の心理社会的ストレスに起因すると見ていますが、ストレスと精神分裂病の関係はその方向性が反対で、発病してもそれに気づかず、ちょっとした事件が引き金的役割となって過大な機能不全を引き起こしたりします。たとえば、すでに分裂病が始まっている時に恋人または仲間に拒絶され、そのストレスで成績が急に落ちるなどの機能低下が生じます。このようなケースでは顕著な精神分裂病の症状が現われることにより、生活上のストレスが原因で精神分裂病が発病したのだと誤って思いこまれていたのです。

原因と経過

ストリートドラッグと精神分裂病　　(B18)

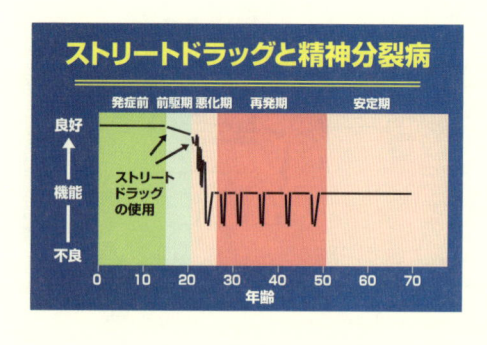

麻薬，覚醒剤，その他のドラッグが，精神分裂病の遺伝的脆弱性を持っていない人に対して，精神分裂病の誘因となるかどうかは専門家の間でも結論が出ないままにいまだにいろいろと討論されています。専門家の中には原因になると主張する方もいますが，ほとんどは原因とはならないと主張しています。

例えば，精神分裂病を患っている人の間にはマリワナ（大麻）を常用している人が多いのですが，はたしてこの事実から「だからマリワナは精神分裂病の原因である」とか「精神分裂病はマリワナの常用者になる原因である」と言えるかどうか疑問です。あるいはドラッグの常用は精神分裂病の誘因となる可能性があるが，それは精神分裂病の遺伝的脆弱性をもっている人だけに当てはまるのでしょうか。これらの疑問に対する確信のある答えはまだ出ていません。

ドラッグを常用する人たちの間でとくに精神分裂病を患っている人が多いとは言えないことは種々の研究でわかっています。ドラッグの常用者の内の約1％が精神分裂病を患っているとの報告がされています。これは一般人口と同じです。しかし，別の報告では精神分裂病を患っている人の約50％が何らかのドラッグを常用しています。これは，健常者の13％と比べるとかなり高いことがわかります。

現在わかっていることは，ドラッグの常用が原因で精神分裂病を患ったと思われている人でも，それが一次的な原因ではないということです。発病直前の疎外感，軽率な判断，理解しにくい行動など

がドラッグを常用する動機となり，精神分裂病の前駆期のドラッグ使用がさらに重い症状を引き起こすという説が強くなっています。

　アンフェタミンなどの覚醒剤，LSD などの幻覚剤を服用すると精神分裂病と似た症状が出ることがありますが，これらのドラッグの服用を止めれば，症状は自然になくなります。しかしこれらのドラッグを長い間常用すると，当然のこととして脳障害が起こり，精神分裂病に似た症状が常時見られるようになったり，著しい機能の低下がみられたりすることがありますが，このような状態は精神分裂病ではありません。

メモ

早期徴候から初発エピソードに至る要因 (B19)

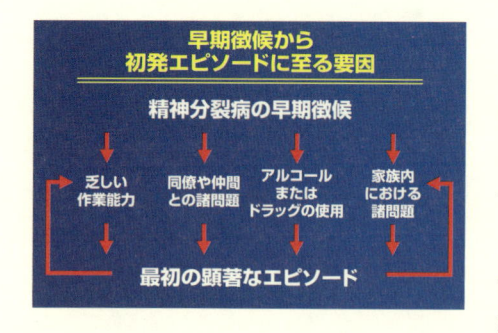

> **早期徴候から初発エピソードに至る要因**
>
> 精神分裂病の早期徴候
>
> | 乏しい作業能力 | 同僚や仲間との諸問題 | アルコールまたはドラッグの使用 | 家族内における諸問題 |
>
> 最初の顕著なエピソード

　遺伝的要因や生物学的なストレスが精神分裂病の1次的な原因であることはほぼ確認されています。しかし，心理社会的なストレス，ドラッグの使用，家族の問題などが精神分裂病の原因とどのように関わりあっているかはまだはっきりしていません。何が，どのように病因と関係しているかは，これからの医学の発達を待つ以外にはありません。

　ほとんどの研究者が，症状の突然な現れは，精神分裂病の前駆期に現れる症状がその人の人生の方向性を変え，それが根源ではなく引き金の役割を果たすのではないかと考えています。

　以前にも言ったように，精神分裂病の専門家たちは生物学的原因が100％の原因であるとの想定のもとで，その治療と家族への介入を始め，成功を収めています。

　一度精神分裂病を発病すると，その人はドラッグ，ストレス，家族／生活環境に対して非常に過敏になり，多大に影響されます。発病以前は少量のドラッグをとってもあまり影響されなかった人が，発病後はやはり少量のドラッグを服用しただけで，重篤な精神分裂病の症状を引き起こすことがあります。病気になる前は少々の喧騒があっても影響されなかった人が，発病後は生活上の少しの緊張感によって病気が再発したり，良くなりかけている症状がぶり返したりします。

精神分裂病は晩年期には改善する　　(B20)

精神分裂病の長期的な予後は以前にくらべるとどんどん良くなっています。

ごく最近になって，発病当時から抗精神病薬で治療を受けた人たちの長期的見通しの研究結果がわかってきました（抗精神病薬が使用され始めたのは1950年代の初頭からです）。

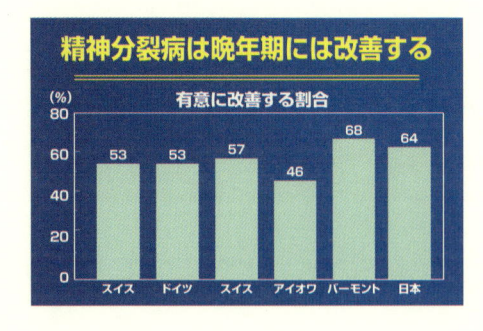

精神分裂病は晩年期には改善する
有意に改善する割合 (%)
- スイス: 53
- ドイツ: 53
- スイス: 57
- アイオワ: 46
- バーモント: 68
- 日本: 64

各国の研究発表を見てみると，発病当初から抗精神病薬で治療を受けた人たちのうち約60％が，60代～70代に達した時にほとんど症状が見られず，全快か全快に近い状態になっていました。これらの研究の対象になった人たちのほとんどが，若い時に何度か長期間（数年）の精神病院への入院経験がありましたが，年をとるに従ってほとんど症状がなくなり，単に過去においてそうだったという記録から精神分裂病であるとの診断ができます。

その結果，いかに早期治療が大切であるかが再認識されました。たとえ症状が改善しても，長い間，何もせず病院や自分の部屋だけに閉じこもっていれば，症状は良くなっても生きがいはありません。精神分裂病の活動期でも，その人の社交性（家族，友達，親類との関係）や生活上の機能をなるべく多く保持する努力が大切なことがわかります。それを保持することで，後年，症状が改善したときに普通の生活ができるのです。

精神分裂病の予後良好な要因　　　（B21）

精神分裂病の予後良好な要因
- 女性
- 発症年齢が遅い
- 発症が突発的である
- 子供の頃に徴候なし
- 再発が少ない
- 欠損症状がほとんどみられない

左に書かれているのは統計的なことで，個人個人がそうだとは言えません。これは男女の身長と同じです。男性は比較的に女性よりも背が高いのは統計的なもので，個人には当てはまらないでしょう。各家族は一人一人それぞれユニークな性格，個性，特徴をもっているので個人を考えるにはその人の特徴や個性などを考慮しながらでなければ役に立ちません。

統計的には，精神分裂病は男性には年齢的に早く出ます。また女性に比べて発病時の症状が激しいことが知られています。どうしてそうなのかはまだわかっていません。

精神分裂病の前駆症状が思春期以前に出た場合は，症状が比較的激しく，たぶんその理由は脳障害が早期に始まったことに起因しているとされています。生活機能の低下は，年が若ければ若いほど生活上の技能を習得していないことに起因します。発病が遅ければ遅いほど，いろいろな生活技能が当然としてあり，人生経験も深いわけです。発病以前に習得した生活機能は保持される可能性がありますが，発病後に物事を習得することは脳障害や脳構造の破壊によって不可能になります。そのため，児童精神分裂病は一般的に成人になって発病した精神分裂病に比べ重篤なのです。

生活環境において何らかの大きなストレスがあっての突然の発病は，ストレスにより隠された（軽度の）脳障害，もしくは脳自体における障害や脳構造の変化が刺激され，発病に至り，もともとの脳

障害は軽かったがために長期的な精神分裂病への影響は軽くてすむものと思われます。

　最近の研究発表によると，再発の度に脳に障害が生じ，その分だけ病気がひどくなることがわかりました。これは抗精神病薬や他の治療を継続して行い，なるべく再発が起こらないように注意することの重要性を示しています。

　精神分裂病の症状でもっとも直接にその人の生活や人生に影響するのは，妄想や幻聴などの陽性症状ではなく，無気力，記憶障害，精神集中の欠如などの陰性症状です。この陰性症状が，その人の独立した生活を妨げています。

メモ

良好な予後と治療要因 (B22)

> **良好な予後と治療要因**
> ・発症直後に適切な治療を受けること
> ・抗精神病薬に対する良好な反応
> ・新薬による治療が受けられること
> ・心理社会的リハビリテーションが受けられること
> ・最善の治療に参加していること

最近の研究によって、発病後に適切な治療を受ける時期が早ければ早いほど、病気の経過の見通し（予後）が良くなることがわかりました。

最良の薬やリハビリのプログラムは、いつでもどこでも得られるものではありません。この点については後ほど詳しく説明します。

たとえ最適な薬物療法やリハビリができても、人によってはそれらの治療に躊躇したり、拒否したりする人がいます。どうすればそのような人を治療に導くことができるかのといったガイドラインについても後ほど詳しく説明します。適切な治療が得られるのにそれを長い間拒否することは、当人にとっても、家族にとっても取り返しのつかない結果に終わることになり、大きな問題です。治療を長いあいだ拒否している病人を抱える家族は、なるべく早く精神分裂病の専門家に相談して、適切な介入を得てください。

メモ

良好な予後と個人の要因　　(B23)

良好な予後と個人の要因

- 問題解決と対処の技能
- 社交技能と人間関係
- 過去における成功した経験
- 自信
- 勇気

人は病気になったり怪我をしたりします。そういう時には最善を尽くして治療に励み，病気や怪我で何らかの機能不全になれば，他の方法でそれを補うように努めます。ここで非常に大切なことは少々の問題や取り組むべき課題が生じた時に，それにどのようにも対処できるという自信です。この自信は，病気や怪我をする前のその人の経験に影響されます。健全な時にいろいろな問題を解決し，人生の課題への対処に成功した経験豊かな人は，病気や怪我をしてもそれから生じる問題や課題に，以前と同じように自信をもって取り組めるでしょう。

病後に仕事に復帰するか否かは，その人が病気になる前に仕事をしていたかどうかによります。病気になる前に何らかの仕事をしていた人は，病後も仕事に復帰することを当然と思っていますし，復帰できるよう努力します。

その人の社会性も同じことです。病気になる前に普通の社交性があれば，病後もその社交性をある程度保持しています。

自己効力とか勇気だとかはなかなか定義するのがむずかしい言葉です。自己効力とは「自分で何かを努力してやれば，望んでいる結果を得ることができると信じる」ことを言います。ここで言う努力とは，精神分裂病という人生の重荷を背負って生きているにもかかわらず，限られた現実の中で，とにかく一生懸命に生きようとする態度だと思います。これらの自己効力や勇気はその人の回復に大き

な影響を与えます。このことについても後ほど詳しく説明します。

その人の精神性（spirituality）も回復への大きな役割を果たします。例えば，従来から持っている自分の長所を信頼し，自信を持つとか，他者を信頼できるとか，自分が置かれた境遇のなかで「希望」を持ち，それを保持していくとか，置かれた制限内で力一杯努力するなどが，その人の精神性です。人によってはこの精神性を持つことが一番大切なことがあります。

その人が潜在的に持っている「精神性」や「勇気」を奮い立たせることは，その人の回復にとって非常に大切なことです。治療に当たる人たちや家族は時たまこのことを忘れがちになり，精神分裂病を患っている人を勇気づけるせっかくの機会を見逃すことがあります。

メモ

良好な予後と家族の要因　　（B24）

これらの点についても今後詳しく説明します。

ここでの大切なポイントは，家族が原因で精神分裂病にはなりませんが，発病後，その人がどの程度回復するかについては家族が影響を及ぼします。

> **良好な予後と家族の要因**
> - 家族が病気を理解していること
> - 家族が適切な治療を受けられるように協力すること
> - 患者が回復できるように家族が手助けすること
> - 家族が患者に回復の機会を与えること

これはどういったことかというと，例えば17歳の2人の女性が交通事故に遭い，目が見えなくなったとします。一方の家族は「可愛そうに，娘よあなたはとうとう障害者になってしまった。あなたの人生は終わってしまった。なるべく苦労しないように，なるべく住み心地の良い部屋にしてあげるから，心配しなくてもいいよ」といって慰めました。もう一方の家族は，娘の不幸を悲しみましたが，「目が見えなくなったけれども，あなたが人生において目標にすることが成し遂げられるように私達も全力で援助しましょう。さあ今日から盲唖学校に入学しましょう」と言います。

この2人の女性の人生は大きく違った道を辿ることでしょう。家族は彼女たちの目が見えなくなる原因を作ったわけではありませんが，目が見えなくなった事実からの立ち直りには家族が援助できるわけです。

精神分裂病を患った人たちを治療し指導している専門家にも家族を啓発する義務があります。家族が病気の人を毎日指導しサポートする方法を専門家は指導する義務があります。専門家は精神分裂病を治療する知識や技能を何年も勉強し，高度の学問を必要とするわけですから，病人をかかえている家族がなんの精神医学や心理学の

知識なしで病気の人を指導していけるわけがありません。適切ですぐに使える知識や情報を家族に与えるのは専門家の役割でもあります。

　医師は脳卒中や重度の脊髄損傷の患者さんについて，その薬，リハビリの知識や情報を家族や患者さんに与えずに病院から退院させることはしません。精神分裂病の場合も同じでなければいけません。

メモ

良好な予後と社会的な要因　　　(B25)

社会一般が精神病を患っている人たちに対して歪んだ偏見や差別をせず，その人ができる範囲の十分な生活が送れるよう取り計らえば，精神病を患っている人も社会一般の期待にそって力一杯生き

良好な予後と社会的な要因
- 精神障害者を一人の尊厳ある社会人として受け入れること
- 精神障害者を地域社会の行事などにすすんで参加させること
- 機能回復に必要な施設を提供すること
- 社会に貢献できる機会を提供すること

るよう努力するとことでしょう。いろいろな研究や観察の報告を見ますと，精神病を患っている人たちに対して寛容で偏見の少ない社会では，そうでない精神病を患っている人をとかく隔離する社会に比べて，社会復帰や回復の度が高いことがわかっています。

　精神病を患っている人はその人が住んでいる地域社会からのサポートや回復への機会を与えられてこそ，その地域社会に貢献できる率が高いのです。それは例えば，身体障害者が社会一般からの彼らに対する態度，誤解，偏見などを変え，車椅子を使いながら自由に行動できるよう取り計らえば，彼らなりに社会に全般的に依存せず，貢献できるようになるのと同じです。

　社会一般が障害者に対して，とくに精神障害者に対して，必要な住居，働ける場，娯楽の場を提供しサポートしなければなりません。

　社会一般の人たちの精神・身体障害者に対しての偏見や誤解を改め，正しい知識を得るよう私たち一人一人が努力していかなければいけません。

精神分裂病とは

精神分裂病とは

- 誰かの過失による病気ではなく…
- 遺伝的および生物学的な要因によりおこり…
- ストレス, ドラッグ, 家族環境に影響を受けやすく
- 早期発見, 早期治療により悪化を食い止めることができる
- 長期的には希望のもてる予後があります

この章を次のような要点で結びたいと思います。

●精神分裂病は遺伝的および生物学的要因が原因であり, 子育てが不十分だったとか, 成長期においての事件やあれをした, これをした, しなかったなどが原因ではありません。精神分裂病を患っている人やその家族は自己嫌悪, 誤った自責感から自分を解放し, 自分や病気になっている人を許し, お互いに寛容になってください。

●一度精神分裂病を発病すると, 病気になった人は生活上のストレスや家庭内での喧騒, 緊張感, お酒, ドラッグなどに過敏になります。これらの感受性はその人の回復や再発に影響します。

●発病初期に脳障害が急激に進み, 機能低下も急速に進み, 手遅れになる可能性があります。これらの障害や機能低下は, 迅速な薬物治療や心理社会的治療介入(サイコ・ソーシャル・リハビリ)を受けることによって悪化を防ぐことが可能です。ですから長期的見通しを良くするためには早期発見と早期治療が非常に大切になります。

●最初の5年間が過ぎると症状が和らぎ, ほとんどの人が安定を見せます。

●重要な点は, 精神分裂病の専門家や家族はお互いにサポートしながら悪化を食い止め, 回復を促進することができます。このことについては, 後ほど詳しく説明します。

治療

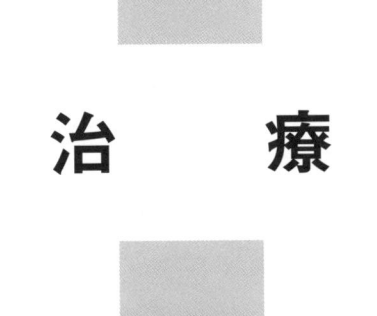

治療と回復 (C1)

　前の章で精神分裂病の原因は遺伝的，生物学的なものだと説明しました。原因は遺伝的，生物学的ですから子育てが悪かったとか，病気になった人が何か間違ったことをしたのが原因でないことが理解していただけたと思います。

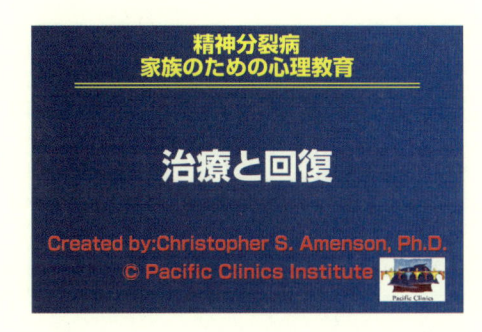

　一度，発病すると，ストレス，お酒類，違法薬物，家族の生活環境などに非常に反応しやすくなり，それらが回復や再発に影響します。再発はその度にその人の回復に悪影響を及ぼすので，その予防は非常に大切なことです。

　精神分裂病は，その自然な過程として，症状はだんだん軽快し，大部分の人たちでは中高年になると顕著な症状がほとんどなくなります。精神分裂病を患っているほとんどの人にとって，生きがいのある生活を希望するのは現実的なことです。

　今日のクラスでは，再発を防ぎ，回復を促進する最新の治療法の研究について話を進めていきたいと思います。

メモ

精神分裂病の診断 (C2)

精神分裂病の診断

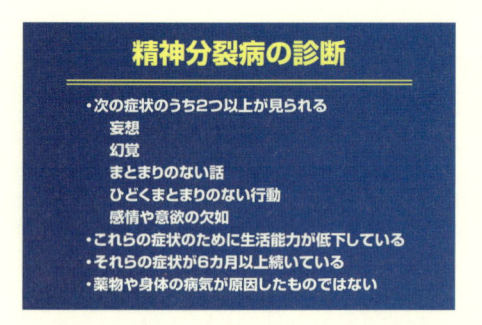

- 次の症状のうち2つ以上が見られる
  - 妄想
  - 幻覚
  - まとまりのない話
  - ひどくまとまりのない行動
  - 感情や意欲の欠如
- これらの症状のために生活能力が低下している
- それらの症状が6カ月以上続いている
- 薬物や身体の病気が原因したものではない

精神分裂病にはどの人も持っているという症状がなく，精神分裂病にだけしか現れないという症状もありません。また精神分裂病と診断する心理的検査や医学的検査もありません。現在の時点では脳画像診断も精神分裂病の適切な診断方法としては利用価値が低いのです。精密度の高い診断法は，何回かの面接で詳しい情報を集めることと今までの病気の経過を詳しく調べることです。

精神分裂病の診断は症状，機能の減損，ある期間の経過などのパターンを基礎にしてなされます。多くの場合，精神科の専門医にとっては精神分裂病の診断は難しいことではありません。

正確な診断をするためには，その人の病気についての正しく，信頼できる情報が必要になります。精神分裂病を患っている人は現実をとらえる知覚が歪んでいる場合があるので，家族から得られる病人についての正確な情報は大変貴重なものになります。

メモ

正確な診断を得る方法 (C3)

正確な診断をするためには、精神科の専門医は病気を患っている人の発病以前、発病前後、発病以降の経過などを正確になるべく詳しく知る必要があります。薬を飲んでいる時と飲んでいない時の症状や生活能力の違いは、診断をする上で非常に貴重な情報です。

正確な診断を得る方法

- 精神分裂病を専門に治療している医師あるいは医療機関を見つける
- そこで次の事柄について客観的な情報を提供する
  発病する前の生活能力について
  発病した時の様子
  薬を飲んでいない時の症状
  現在の症状と生活能力
  病気の経過
  精神疾患についての家族歴

正確な診断がもっとも難しいが重要なのは、危機介入もしくは入院の時です。なぜかというと、症状はいろいろな原因で現れるので、はたしてその症状が精神分裂病によるものか、他の病気や要因によるのかの鑑別診断をする必要があります。精神病的状態にある人は正確で信頼できる情報を報告できる状態ではないので、家族からの情報が必要になってきます。

入院した時や、新しい診療所やリハビリテーション施設などのサービスを受け始めた時は、その病院や診療所の専門家に家族が詳しい情報を与えたり、専門家の方から過去に治療を受けた病院や診療所での情報を得るように取り計らうことが大切です。

どんな治療法や薬が一番効果があったか、なかったか、薬のアレルギー反応や副作用に関する正確で詳しい情報を用紙に書き記したものを専門家に提供するのはよい方法です。専門家は口頭で受けた情報よりも、書き記したものに重きを置く傾向があるからです。

稀には診断が非常に難しいケースがあるので、その時は近くの大学病院や研究所に当たれば、最新の信頼できる診断方法が用意されている場合があります。時には、現在の精神医学では真の診断はで

きない場合があります。このような事態が生じた場合には，いろいろな薬や治療法を試み，結果を観察しながらその人にもっとも適した薬や治療法を見つけ出す方法しかありません。幸いなことに慢性化した精神病の治療やリハビリテーションは，正確な病名がなくてもできます。

メモ

精神分裂病の症状群　　　　(C4)

これらの障害は仕事をする上において，人間関係，生活能力上に見られます。

精神分裂病を患っている人も仕事につき，友達を持ち，自分の身の周りのことを自分でしたいとの強い望みを持っています。この望みが果たせないのは，このスライドに書いてあるような4種類の症状があるからです。

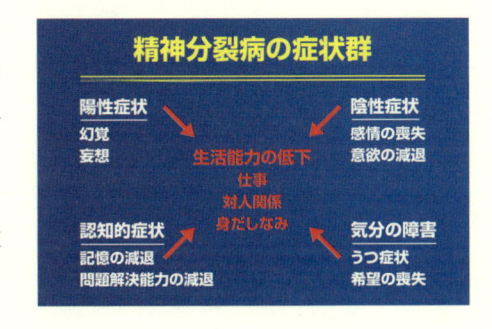

記憶，注意，学習，問題解決などの認知能力の障害および抑うつ気分，絶望などの気分症状はしばしば診断を確定する症状よりも多くの障害を起こします。

症状を陽性と呼ぶのは，普通一般には見られない現象だからです（たとえば，妄想あるいは滅裂な会話など）。また陰性と呼ぶのは普通一般の人たちにあるものがないからです（たとえば，活動のエネルギーとそれへの関心がないことなど）。

メモ

精神分裂病の治療 (C5)

精神分裂病の治療

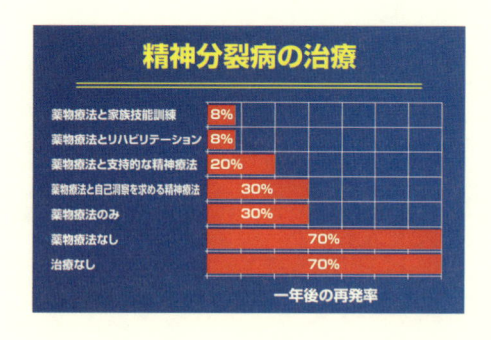

治療法	一年後の再発率
薬物療法と家族技能訓練	8%
薬物療法とリハビリテーション	8%
薬物療法と支持的な精神療法	20%
薬物療法と自己洞察を求める精神療法	30%
薬物療法のみ	30%
薬物療法なし	70%
治療なし	70%

　この図は精神分裂病の治療についての821の国際的な研究をまとめたものです。治療の効果は1年間における再入院率で表わされています。治療結果のパターンを見ると、社会的能力や職業的能力または生活の質（quality of life）のいずれでも同じでした。

　どんな治療でも薬物療法を用いないと良い効果が出ず、薬物療法は再発を半分以上減らすことがわかりました。従来の洞察を目的とした治療法は効果がないこともわかりました。特殊化した支持的介入や、問題解決を目的とした個別治療法は少しは効果がありますが、完全なリハビリテーションほど効果が出ませんでした。家族教育プログラムもたいへん良い効果があります。

　それぞれの治療法がなぜ有効であるか、あるいは有効ではないかについて、精神分裂病の原因および脳の働きの障害に基づいて説明します。

　一番効果のある治療法は薬物療法、心理社会的リハビリテーション、および家族生活技能訓練の3つを併用した治療法であることがわかりました。

　今日のクラスでは、これらの3つの治療法と介入を簡単に説明し、このあとのクラスで、それら1つひとつを詳しく説明します。

薬物療法は脳の働きを維持する (C6)

左上は精神分裂病を患ってない人の脳画像です。これらは左側から写されているので、前頭葉は向かって左側です。映像の中の色は脳の活動の度合を示しています（赤色は活動性が一番高く、青色は一番低い）。この人の前頭葉は非常に高い活動性を示しており、物事の判断、行動などが迅速にできる状態です。

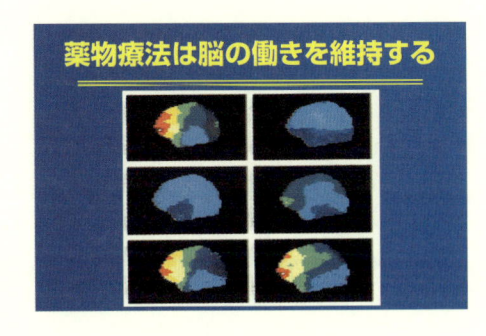

右上は精神分裂病を患っている人のものです。脳の活動が非常に低く、第三者からの援助や指導なくしては生活できないことがわかります。下の4つの映像は、この人が抗精神病薬のハロペリドールを服用しはじめて3時間後、12時間後、24時間後、1週間後の脳の映像です。ハロペリドールが前頭葉の機能を部分的に復活しているのがわかります（右下のスライドではオレンジ色が減っていることに注意して下さい）。

これは抗精神病薬の効果がよく出ている例です。精神分裂病を患っている人で抗精神病薬の効果がこれほどに出る人は全体の20％ぐらいだと言われています。これらの人は普通の仕事を持ち、独立した生活ができます。

抗精神病薬の服用で前頭葉の機能を取り戻せる度合は個人差があり、普通は左下の脳画像が示している程度です。中段の脳画像の機能回復の程度しか取り戻せない人もいます。

この脳画像はハロペリドールの場合ですが、他の抗精神病薬の効果もだいたい同じです。

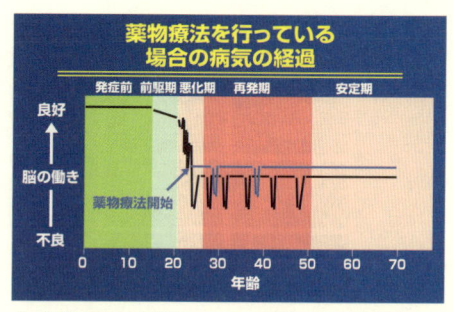

薬物療法を行っている場合の病気の経過 (C7)

薬物治療の最大の効果は精神病症状、とくに精神分裂病の陽性症状に効果があることと、再発の予防です。再発予防の半分以上が抗精神病薬のおかげと言われています。その上、再発した場合でも急性期が短縮され、症状も緩和されることがわかっています。このスライドの青い線が抗精神病薬を服用している時に起こった再発です。黒い線は薬物療法を受けていない時の再発の状態を示しています。2つの線の違いに気づくと思います。ここでもう一度言いたいのは、薬物療法による効果とその経過は個人個人によって違うことです。

精神分裂病を患っている人の約30%が、薬物療法を受けることで陽性症状が全面的にとれると発表されています。残り70%は薬物療法で再発の頻度が少なくなり、症状の緩和が見られます。症状緩和は、その人によって程度の差こそあれ、機能が改善し、その改善の度合だけ生活改善があると言えます。

薬物療法だけでも脳機能の部分的回復が期待されますが、残遺症状を克服して生活能力を向上させることは期待できません。生活能力を向上させるにはリハビリテーションを受け、生活に必要な種々の技能を習得せねばなりません。薬物治療は身体障害者の車椅子のようなものと言えるでしょう。車椅子なくしては立つことも動くこともできませんが、薬物療法も車椅子もその人に仕事や意味ある生活をもたらしてはくれないのに似ています。精神障害であれ、身体障害であれ、生活能力を回復するためには、障害に適したリハビリテーションが必要になります。

効果のない治療法　　　(C8)

これらの治療法を支持する人たちがいますが，綿密な研究結果を見てみると，これらは精神分裂病の治療にはあまり効果がないことがわかっています。

効果のない治療法
- 食事療法，ビタミン療法
- 透析療法
- 自己洞察を求める精神療法と家族療法
- 宗教による癒し，民間療法
- 催眠療法

これは宝くじによく似ています。宝くじを買えば1万人に1人ぐらいは当たるわけですが，これらの治療を受けた人も1万人に1人ぐらいは良くなる可能性があるわけです。あとの9,999人は無駄にしているわけです。

これらの治療法は他の病気には効果があります。精神分裂病を患っている人も他の病気になることがあります。他の病気があれば，それに適した治療を受ける必要があります。特別な食事療法や多量のビタミンをとったり，おまじないやみそぎをしてもらって心が治まることもあるわけです。これらの治療は精神分裂病には効果はありませんが，その人の生活の質の向上には役に立ち，さらに薬物療法などのように既に確立された治療法の効果を促進します。回復を促進し，彼らの人生の意味を見つけるのを促すために精神的に強くなるように励まして下さい。

ビタミンの服用や，適度な運動，食事療法は健康の向上に役立ちます。しかし癌や脳卒中がある人の場合には，それに適した治療が必要なのと同様です。

違法薬物は精神分裂病と類似の影響を脳に与える (C9)

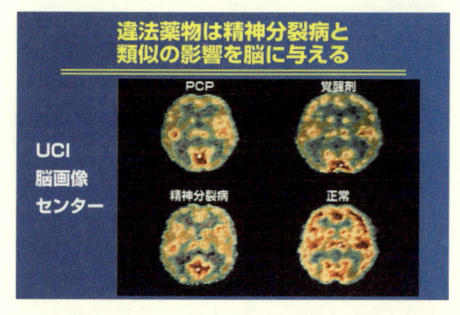

今までのいろいろな研究発表を見ると時たまの飲酒や違法薬物でも精神分裂病を悪化させ再発の要因になることがわかっています。

この脳画像は精神分裂病を患っている1人とそれ以外の3人です。左下の脳画像が精神分裂病の人で，左上はPCPという強烈な麻酔薬を健常者が服用した時です。右上は覚醒剤を服用した時で，右下は健常者の脳画像です。

これらを見比べてみると，健常者が違法薬物を服用した時は精神分裂病を患っている人の脳画像によく似ているのがわかります。一度か二度の違法薬物服用では，体内から排泄されれば，脳の機能は健常者のそれに戻りますが，違法薬物やお酒を常習すれば回復不可能な脳障害が生じます。

違法薬物やお酒の服用は精神分裂病に似た脳障害を生じることから，これらは精神分裂病を患っている人にとっては毒物とみなして良いでしょう。違法薬物やお酒は精神分裂病を患っている人が服用すれば再発を引き起こし，すでにある脳障害を悪化し，抗精神病薬の治療効果を無効にする作用があるからです。

もし私がチョコレート・ケーキを一人で全部食べたら，お腹をこわしたり，太ったりですみますが，糖尿病を患っている人が同じことをすれば昏睡状態になり病院に運び込まれます。もし私が5合のお酒を飲めば，舌がもつれ，翌日二日酔で頭痛に悩まされる程度ですみますが，精神分裂病を患っている人が同じようにお酒を飲めば，再発し，入院するはめになります。

精神分裂病と個人精神療法 　　　（C10）

アメリカの国立精神保健研究所が，全国いくつかの診療所で精神分裂病を患っている人への個人療法の治療効果について研究をしました。この研究において自己洞察を目的とした精神力動学的個人療法（この治療に10年の経験ある専門家によって月12回行われた）と現実適応を目指した支持療法（同じ経験のある専門家によって月2回行われた）を2年にわたり比較したところ，興味ある結果が出ました。

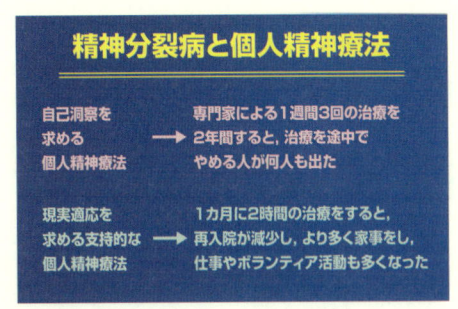

精神分裂病と個人精神療法

自己洞察を求める個人精神療法	→ 専門家による1週間3回の治療を2年間すると，治療を途中でやめる人が何人も出た
現実適応を求める支持的な個人精神療法	→ 1カ月に2時間の治療をすると，再入院が減少し，より多く家事をし，仕事やボランティア活動も多くなった

現実適応を目指した支持療法は，毎日の生活に必要な具体的な知恵や問題解決法などを取り上げ，生活技能の習得を基礎としています。この治療法を受けた人のうちには，1年間での入院日数が減少したり，今までは全面的に家族に依存的だった人たちが家事を手伝えるようになり，また仕事やボランティア活動ができるようになった人もいました。現在の研究は，精神分裂病の治療を精神力動学的精神療法で行うのは非倫理的だと見なしています。

精神力動学的精神療法は精神分裂病の治療には適切ではありません。その理由はこの学派は精神分裂病を心理的な原因にあると見なし，過去の心的外傷に焦点を置き，精神分裂病において最も障害されている自己洞察などの認知的過程だけを基礎とした治療法だからです。今まで何度も言った通り，精神分裂病の顕著な症状は認知的な障害なので，認知過程を基礎にした治療は向いていません。精神力動学的精神療法で精神分裂病を治すのは，足を骨折した人にジョギングを治療として勧めるようなものです。治療効果が出ないばかりか，かえって苦痛を増やすようなものです。

力動的家族療法は再発予防に効果がない (C11)

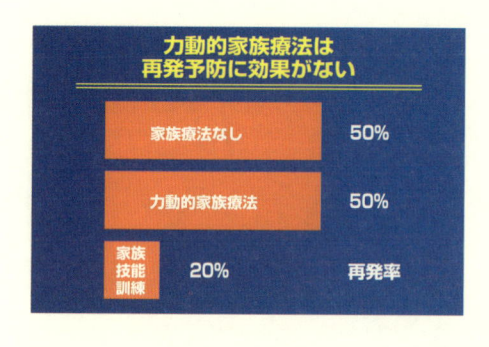

力動的家族療法は再発予防に効果がない

	再発率
家族療法なし	50%
力動的家族療法	50%
家族技能訓練	20%

従来の洞察を目指した家族療法も精神分裂病の再発予防にはあまり効果がないことがいろいろな研究発表で報告されています。それは，家族技能訓練に比べ効果が少なく，偽薬と比べても効果が変わらないことが報告されています。精神力動学的個人精神療法や家族システム療法は1950年から80年にかけては最新の治療法でした。

現在，精神力動学的精神療法で精神分裂病の治療を試みるのは，19世紀の英国のビクトリア女王時代の医療技術と同じだと言えます。ビクトリア女王がもっとも信頼できた有能な医者は，なんの病気でも血療法を施し，入浴を禁止し，外気に触れないよう注意しました。それが当時のもっとも進んだ治療法でした。

不幸にして，最近の知識を持っていない精神医学の専門家は現在でも精神力動学的精神療法や家族療法で精神分裂病を治そうとしています。精神分裂病を精神力動学的療法で治療するのは，単に時間，お金，エネルギーの無駄ばかりではなく，家族が病気の原因をつくったと不必要に見なされて傷つくことが問題です。

家族技能訓練は精神分裂病の再発予防に効果があり，また家族の負担を軽減することにも効果があります。効果のある家族治療法は，次のとおりです。

●家族に対して共感的で，非常に辛い境遇の中で一生懸命努力をしている姿を確認してあげる態度

●家族と協力的，共同作業的立場で治療やリハビリを進めている

- ●精神病について家族に正しい情報を与える
- ●家族が精神病の現実に適応し,対処できるように,不必要な罪責感を家族から取り除くように取り計らう
- ●家族の病人に対する非現実的な期待感や考えを,現実的な見方に正せるよう援助する
- ●現在の家族組織を尊重し,受け入れ,その上に適応技能を家族が作り上げていけるよう援助する
- ●家族にコミュニケーションや問題解決の方法を教授する
- ●現在家族が直面している具体的な課題に介入の焦点をあてる
- ●家族が適応技能を増やし,自分たちで適切な問題解決をするに従い,家族への介入を徐々に減らしていく
- ●家族の過去の問題を掘り返すような行為を避ける

メモ

個人的介入 (C12)

> **個人的介入**
> - 個人療法の効果は限られている
> - それは治療効果の研究における偽薬の程度である
> - しかしいろいろな技能をもつ専門家との援助関係は、薬物に次いで重要な回復のための要素である

　1対1の個人治療は、精神分裂病にとってはちょうど偽薬の角砂糖と同じで、その効用は精神分裂病を患っている人が「回復に向かっているのだ」と希望を持てることだけに限られています。

　精神分裂病を患っている人は自分と精神保健の専門家との関係を薬の次に大切だと評価しています。大切な専門家とは精神療法家ではなくケースマネージャーや職業訓練に当たる人たちです。

　彼らと専門家との関係は、治療者・患者関係というよりも、むしろ学生と講師または運動の選手とそのコーチの関係に似ています。その関係の元になっている主な事柄は、

- 人間として対等の立場で、お互いに信頼し合い、尊重している
- 回復へのゴールがはっきりと合意されている
- 援助の方法が回復目標に直接関係している

　皆さんも生い立ちの中で、学校の先生なりスポーツのコーチなりで、自分を非常に励まし、自分の成長を助けてくれた方を思い出してください。それらの人たちはどのようにして、皆さんを励ましてくれましたか。その方たちの励ましと同じように、精神分裂病を患っている人が何か新しいことを習得しようとしている時には励ましや助言を必要としています。

　これらの信頼感を促進する個人対個人の相互交流こそ、どのようなリハビリテーションのプログラムにも非常に大切です。

リハビリテーション・プログラム (C13)

精神分裂病を患っている人は、突然盲目になった人と同じで、その障害からくるハンディキャップにもかかわらず、毎日を生きてゆかねばなりません。もちろん、1人の講師が1人の障害者に生活技能の1つずつを教えてゆくことも可能ですが、その方法は非常に高価なものになるばかりか、効果も低いことがわかっています。1対1の個人治療の場合の再発率は20％ですが、仲間と一緒にやるリハビリテーションのプログラムは再発率が8％だと研究結果が出ています。

リハビリテーション・プログラム
- 点字訓練施設のようである
- 習得できる機会をたくさん提供している
  - 特殊な技能を教えている
  - 仲間同志での学習と練習の機会がある
  - 宿題とそれについてのフィードバックがある
  - 現実の社会で応用する機会がある
- 勇気づけてくれる指導者がいる
- 家族を支援し、また家族から支持されている

大学で勉強するとき、大学で一番優秀な教授から1週間に1時間勉強するのと、いろいろなクラスやゼミ、実験などいくつものクラスをとって勉強するのとでは、どの方法があなたにとってもっとも勉強効果が上がると思いますか。もちろん、お金がたくさんあるのなら、両方の方法で勉強ができますが、ほとんどの人にとって、そんな贅沢はできません。

優れたリハビリテーションのプログラムは参加者を励まし、その教え方に注意を払っています。新しい技能を教えるだけでなく、すでに持ち合わせている技能をより良く向上させることにも注意を払っています。参加者が努力しているのを励まし、病気になる前には保持していた技能をもう一度再習得せねばならない時にも、それを援助し励まします。これは博士号をもっている人でも、もし突然盲目になれば、点字を習得しなければ、子供の本も読めないのと似て

います。

　真面目な講師は参加者に何度も繰り返して技能を習得することを，励ましをもって進めます。参加者に講師からの援助が必要な場合には必要なだけの援助を与え，なるべく参加者自身が工夫しながら，1つひとつの技術を一歩一歩焦らずに習得できるように図ります。同時にこれらのプログラムは参加者の家族にも啓発活動をし，理解を求めます。家族が精神分裂病やそのリハビリテーションについての知識を高めれば，その分だけ精神分裂病を患っている人が生活技能を習得することを励まし，習得に必要な道具や材料を与え，家庭内でもリハビリテーション・センターで訓練したことを繰り返し練習することを勧めるようになるからです。

　リハビリテーションのプログラムについては，後ほどもう少し詳しく説明します。

メモ

生活技能訓練（SST）の効果　　　（C14）

精神分裂病を患っている人も完備されたリハビリテーションのプログラムに参加することにより，いろいろな生活技能を習得することができます。

もっとも研究されている分野は生活技能訓練（social skills training）です。

生活技能訓練（SST）の効果
- 生活技能を習得し保持する
- 地域社会との関係が向上する
- 生活の質が向上する
- 入院期間を減らす
- 薬の服用量を減らす

かなりたくさんの人たちを対象にした研究が6つありまして，それらの研究の結果，精神分裂病を患っている人も生活技能を習得でき，そして，習得後，最低1年間は生活技能を保持できることがわかりました。

精神分裂病を患っている人の生活技能訓練はロールプレイ，モデリング，実際に何回も繰り返しての練習などを行います。この方法は，支持的集団精神療法より効果的なことがわかりました。

リハビリテーション・プログラムで教わった生活技能はプログラム以外の場で使ってみる必要があります。これを「宿題」と言います。リハビリテーション・プログラムでいろいろと指導を受け，練習したことを実際の場で応用し，少しずつ生活技能を一般化し，慣れていくことです。リハビリテーション・プログラムで練習している時はぎごちなくやったり，思ったりしていることが，実際の生活の場でやって見て，その技能を少しずつ改良していくことにより，一般化させるわけです。「宿題」の場は最初は一番安全な場である家庭で行われ，慣れたらその次は支持的で信用できる親戚の人たち，その次は友達や近所の人たち，そして一般の人たちと，次々と一番

治療　99

練習しやすい「場」から難しい「場」へと変えてゆきます。

　これらの新しい生活技能が自然に身につくようになるには，数カ月から数年かかることがあります。前頭葉の障害で失われた生活技能を取り返すのには何度も繰り返しての練習が必要です。生活技能は少しずつ進歩し，長い月日が必要であり，その人の一生を通してなされます。しかし考えてみると，精神分裂病を患っていない人でも同じです。人によっては「自分はこれくらいで良い」と思い，その人の生活技能の進歩が止まってしまっているだけのことです。洗練された生活技能は常に自分の身振り素振りに気をつけることで，より一層優れたものになります。

　生活技能の習得が進むと，実際に再発の予防になるばかりか，服用している薬の量を減らしても症状が悪化しないことがあると報告されています。

メモ

家族が病気の経過に及ぼす影響　　　(C15)

精神分裂病を患っている人がどの程度回復するかは、家族が大いに影響します。これは身体障害の場合と同じです。例えば、盲目になった人を何らかの理由で家の中に閉じ込めておくことと、盲目にも負けず、聾唖学校に通わせるのとでは、その人の生き方に大いに影響します。

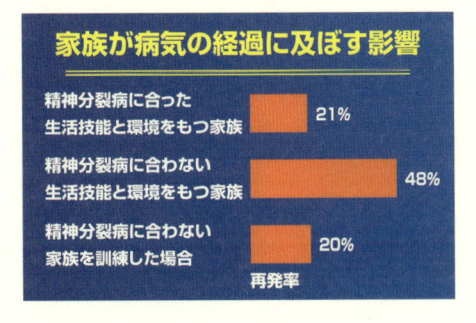

家族が病気の経過に及ぼす影響

	再発率
精神分裂病に合った生活技能と環境をもつ家族	21%
精神分裂病に合わない生活技能と環境をもつ家族	48%
精神分裂病に合わない家族を訓練した場合	20%

家族によっては、精神分裂病を患っている人が障害から回復するために適した環境を自然に与えている家族があります。このような家庭環境は、再発の頻度を下げ、生活能力を高めます。

精神分裂病を患っている人の回復に適しない家庭環境に住んでいる人の再発率は高く、生活技能も低いことが26の研究で発表されています。

回復に適した家庭環境に住んでいる人の再発率は21%で、回復に適しない家庭環境に住んでいる人の再発率は48%であるとの報告が出されています。

ここで話している家庭環境は、どの家庭環境が良いとか悪いとかではなく、精神分裂病を患っている人の特別なニーズに適する家庭環境かどうかということです。精神分裂病を患っている人は、普通より静かで刺激の少ない家庭環境が適していると言われています。子供を健康に育てるにはある程度の刺激を必要とします。しかし同じ程度の刺激は精神分裂病を患っている人の特別なニーズには適しないというわけです。それほど、精神分裂病を患っている人にとっ

治療　101

ては刺激の少ない生活環境が必要なのです。

　精神分裂病を患っている人の生活環境には，どのような家庭環境が必要かについて学ぶことにより，適した環境を作り出し，再発の防止に役立てることができます。このことについては後ほど詳しく説明します。

メモ

文化は精神分裂病の経過に影響する　　(C16)

　世界保健機構の研究によると文化的背景は精神分裂病の能力障害の度に大きな影響をすると報告しています。同じ症状を保持している人でも，部族社会に住んでいる人と高度に工業化した社会に住んでいる人とは病気の経過に違いがあります。部族社会に住んでいる人の方が回復率が高いと報告されています。その理由として，次の事柄が挙げられています。

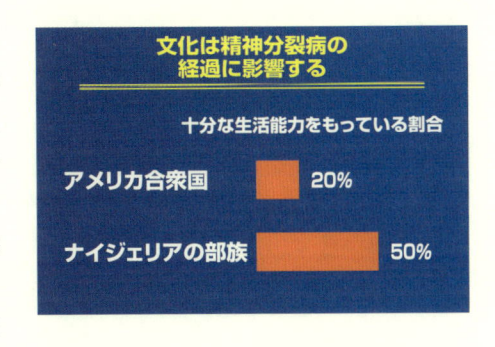

●精神分裂病を患っている人も部族のあらゆる行事に参加している。

●精神分裂病を患っている人もその人ができることを通して部族の仲間の１人として役割を与えられ，皆から受け入れられている。

●精神分裂病を患っている人も部族全体の福祉のために何らかの形で貢献することを期待されており，その人にできることがその人の仕事として，役割を与えられている（例えば，炊事に使う薪を集めるなど）。

　この部族社会とアメリカの社会制度を比較してください。

　いろいろな家族，文化的背景，リハビリテーション・プログラムを通して，回復するに必要な要因はみな同じです。精神分裂病を患っている人たちが住んでいる中間施設などの職員の方々への教育活動も，精神分裂病を患っている人を抱える家族への教育活動と同じです。

文化は精神分裂病の経過に影響する

十分な生活能力をもっている割合

- アメリカ合衆国　20%
- ナイジェリアの部族　50%

治療効果は相補的である　　　　（C17）

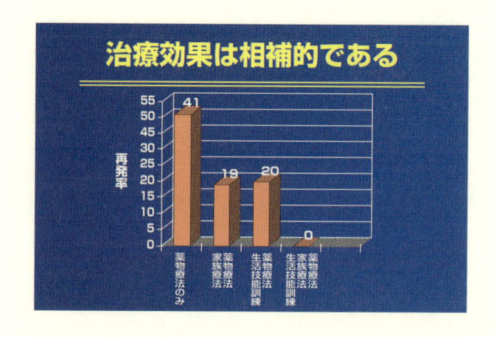

精神分裂病の主な治療はお互いに補充的効果があります。

薬物治療だけでも再発率を40％下げることができます。

薬物治療と家族技能訓練（family skills training）または生活技能訓練を同時に受ければ，再発率は20％に下がります。

薬物治療，家族技能訓練，および生活技能訓練の3つを同時に受ければ，再発率は8％に落ちます。このスライドの研究では0％になっています。

精神分裂病の最良の治療法は薬物治療，家族技能訓練，および生活技能訓練などを合わせて提供するプログラムと言えます。治療の主点は精神分裂病を患っている人がいろいろな治療を統合して，自己の人生のゴールに到達できるように援助することでしょう。

メモ

病気の経過は
作用と反作用の力のバランスである (C18)

精神分裂病を患った後，それがどのように経過するかは，単に病気だけがそれを決定するのではありません。他の要因も影響します。精神分裂病の予後は次のような要因によって左右されます。

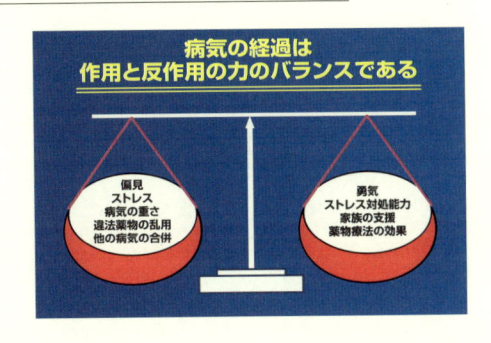

●病気の性質と症状の激しさ
●薬の効果
●本人がどの程度治療を真面目に受けているか
●本人が自分の回復ゴールに達するためにどの程度努力しているか
●本人が回復するために必要なニーズに対しての家族の反応
●地域が精神分裂病を患っている人をどの程度受け入れ，資源を提供し，回復の機会を与えているか
●本人がどの程度リハビリテーションに能動的に参加しているか

これは心臓発作を起こした人の回復には，発作の激しさの度合，発作後，早急に治療を受けることができたか，病院での治療を迅速に受けることができたか，救急室の設備の良し悪し，はたしてどの程度病人が歩く練習をしたり，食事療法，タイプA的生活態度を変えるか，などに影響されるのに似ています。ここでリハビリテーションがうまくいかなかったケースとうまくいったケースを紹介します。

最初にうまくいかなかった人から紹介します。彼女は，職業学校

に行くために銀行からお金を借りたのですが,学校は1週間で行けなくなりました。私たちの診療所でお世話をするようになる前に,何度も精神分裂病で入院治療を受けた経歴を持っていました。この人は自分が病気であるということを受け入れることができず,薬も飲んだり飲まなかったりで,服薬しなくなると症状が悪化し,今までに何度も再入院を繰り返しています。何度もデイケアを勧めたのですが,「私はデイケアに来ている人みたいに病人ではない」と言って参加するのを拒んでいます。今でも「アパートを出たい」とか「お金がなくなって食べるものがない」とか言って電話があります。社会復帰施設に何度も紹介したのですが,3日と続きませんでした。

うまくいったケースは,私が最初に会った時は強い妄想があり,自分の家はおろか,自分の部屋からさえも出てくることが少なかった人です。何回もこの人の家に通い,信用を得て,お医者さんに会いに診療所にまで来ることに同意してくれました。薬を飲みはじめ,少々妄想が弱くなりだした時から,診療所のデイケアに参加するようになり,その間,ご両親は家族のための教育活動に参加されるようになりました。それが3年ほど続き,症状が大変落ち着いたので,ある食品会社に紹介し,1週間に4時間のパートで仕事をしてもらうことにしました。現在では1週間に20時間仕事をしています。もちろん今も薬物治療を受けています。

メモ

もっとも有効な治療を受けた精神分裂病の経過(C19)

　心理社会的リハビリテーションと家族技能訓練は再発を防ぐばかりか，生活能力を向上させます。精神分裂病を患っている人も回復に向かうことが可能なのです。回復への道は長く，症状の起伏が何度もあります。

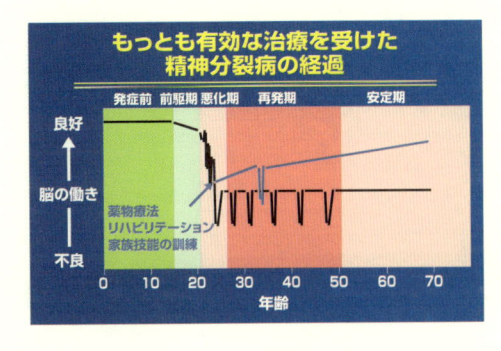

　このスライドを見てください。青の線は精神分裂病を患っている人が薬物治療，心理社会的リハビリテーション，および家族技能訓練などを受けながら少しずつ回復に向かっていることを示しています。現在受けられる最良の治療を受けていても，再発があることにお気づきだと思います。再発を治療の失敗ととらず，症状が悪化した時にいかにその症状に対処するか，予習をする機会だと思ってください。精神分裂病の性質として，ストレスと思われることがなくても時々，再発はあります。再発した時は専門家に相談しながら，症状のコントロールをしてゆくことが大切です。

　リハビリテーションなどは一生を通して繰り返し受けなければなりません。今までのいろいろな研究を見て一貫していることは，リハビリテーションを受けると生活能力が向上し，症状の軽減が見られますが，やめると生活能力がまた低下することがわかっています。精神分裂病を患っている人も周りからのサポートやリハビリテーションなどに参加すればその人が人生で得たいゴールに到達することが可能なのです。彼らの人生におけるゴールは，私達が人生で得たいゴールと変わりはありません。それは意義ある人生を持ち，時に

は笑い，愛し愛され，社会に貢献し，仲間を受け入れ受け入れられ，生まれてきて良かったと思える人生です。

　この図は発病し，症状が激しくなってからの治療の結果を示しています。症状が悪化する前に適切な治療を受ければ，治療の結果はもっと効果的なものになることがわかっています。

メモ

早期からの薬物療法は
精神分裂病の経過を向上させる　　(C20)

発病して最初の5年間に障害の急速な悪化が見られるのが精神分裂病の特徴です。最近の研究発表によると，早期薬物治療を受けることで，この悪化の過程を軽減または予防することが可能であるとの報告がなされています。ここで重要なのは，早期発見と集中的で積極的な治療をすることです。

早期からの薬物療法は精神分裂病の経過を向上させる	
初回入院時	20年後
抗精神病薬を服用した	28%が寛解状態
抗精神病薬を服用しなかった	14%が寛解状態

最初に抗精神病薬が使われるようになった前後の治療効果に関する19の研究を見てわかったことは，発病した直後から，薬物療法を受けた人は，何回かの再発の後に薬物療法を受けた人より予後が良いことがわかりました。現在では薬物療法なしの治療は考えられないので，こういった研究をもう一度やり直すことは倫理的に不可能です。

このスライドはこれらの研究の1つの例です。これはボン (Bonn) 大学病院での研究で，1945〜1959年に初めて入院した，500人の精神分裂病を患っている人を対象にしてなされたものです。ほぼ半数が初めての入院で薬物療法を受けました。20年後に経過を見た結果がこのスライドです。最初から薬物療法を受けた人は，受けなかった人に比べて，寛解状態に達した率は2倍であることが示されています。

これらの研究の結果，精神分裂病の早期発見と早期薬物療法の大切さがわかります。早期薬物療法は精神分裂病の初期に見られる急速な症状の悪化を緩和し，長期経過を改善します。

治療の遅れは病気の経過を悪くする　　（C21）

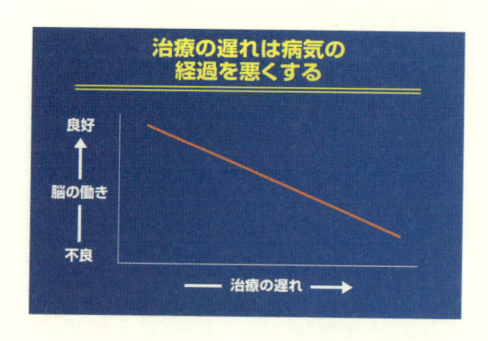

　発病後どのくらい経って治療を受け始めたかは、その人の長期経過に影響します。治療を受けるのが遅れれば遅れるだけ、障害が悪化します。早期治療を受けた人は全般評価尺度（GAF）で64点まで回復していることが研究発表で報告されています。全般評価尺度の64点では「いくつかの軽い症状が見られるが、全般的に機能はかなり良好で有意義な対人関係もかなりある」とDSM–IVには記されています。治療が何らかの理由で遅れた人は全般評価尺度が平均54点で、「中等度の症状が見られ、社会的、職業的、または学校の機能における中等度の障害が見られる」となっています。この差は毎日生活をしていく上で大変な違いです。

　この研究では、発病から最初の薬物療法を受け始めた期間の平均は1年でした。多くの人たちが発病して何年も薬物療法を受けていなかったと記されています。それ以上に驚かされることは最初の奇妙な言動あるいは前駆症状が見られてから、初めて治療を受け始めるまでの平均期間は3年だったことが記されています。

　このような理由から、多くの精神分裂病の人たちの症状が悪化した状態であるわけです。

再発を繰り返すごとに治療が困難になる （C22）

　精神分裂病の1つの特徴は、再発のたびに症状の改善に時間がかかることです。この図は、再発のたびに抗精神病薬の効果が出るのも遅くなることを示しています。

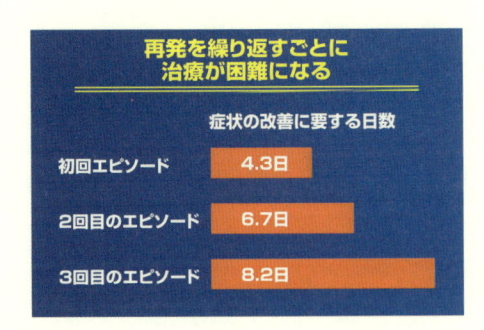

再発を繰り返すごとに治療が困難になる

症状の改善に要する日数
- 初回エピソード　4.3日
- 2回目のエピソード　6.7日
- 3回目のエピソード　8.2日

　多くの精神分裂病に関する研究によれば、発病後の5年間に脳内の構造的、機能的異常が悪化することが証明されています。とくに発病後3年間の再発は、脳内に大きな損傷をもたらすことがわかりました。治療が遅くなればその分だけ、脳内の損傷が大きいことがわかりました。これらの発見は新しい方法でごく最近わかったことなので、確実性についてはもっとたくさんの同様な研究発表があるまで待たなければなりません。

　最近の研究では、精神病の発病は脳内の神経伝達物質という生化学物質に変化が起こり、それが脳に毒性を及ぼし脳を破損するのだと信じられています。例えば、アルツハイマー型痴呆や多発性硬化症などが脳細胞を破損するのと同じです。精神分裂病は脳自体を破壊することが知られています。もし抗精神病薬が再発をコントロールすることができれば、この脳の破損を予防していると言えます。

　発病して最初の5年間に脳の破損が一番激しいということは、大変悲劇的なことです。なぜかと言うと、この時期がもっとも精神分裂病の診断が難しい時で、多くの人がこの時期には適切な治療を受けていないからです。

思春期における精神分裂病の症状　　(C23)

思春期における精神分裂病の症状

初期の兆候
- 他者に対して無神経になる
- 社会的孤立と不安
- 仲間とのつきあいの乏しさ
- 情動不安定
- 男子に見られる問題行動
- 注意集中困難

後期の兆候
- 感情表現の平板化
- 一風変わった行動
- 魔術的な思考
- 異常な知覚

　近年の精神医学は精神分裂病の早期発見に努力しています。

　精神分裂病の兆候は普通10歳から15歳の初めに認知的機能の低下が少しずつ見られ，その人に与えられた役割（学生，家事など）を行うことが少しずつずさんになり，難しくなっていきます。難しい点はこれらは非常に微妙に現れ，その変化は他の原因によっても引き起こされることなのです。ある研究発表によると，約10％から15％の思春期の児童がこのような変化を示すと報告されています。しかしこれらの児童の90％が精神分裂病になりません。ですから，この初期の兆候があったからといって，予防介入を始めることは不適確になるわけです。現在の精神医学はもっと確実性の高い診断方法を工夫しています。

　精神分裂病の進行につれ，後期の兆候が現われてきます。後期の兆候は精神分裂病の軽い症状なので見分けやすくなります。現在では，この軽い症状が出始めてからでないと治療を始めることができません。軽い症状が出た段階でのなるべく早く適切な治療の開始が大切です。

メモ

精神分裂病の予防は可能か　　　(C24)

　早期発見と早期治療は精神分裂病の悪化を防ぐことがわかりました。その次の課題は精神分裂病の症状の現われを防止できるかということになります。精神分裂病の原因はその人の誕生前にあるので，真の一次的予防ができるのは出産前ということになります。しかし二次的予防（潜在的な精神分裂病の現われの予防）は可能であろうと言われています。

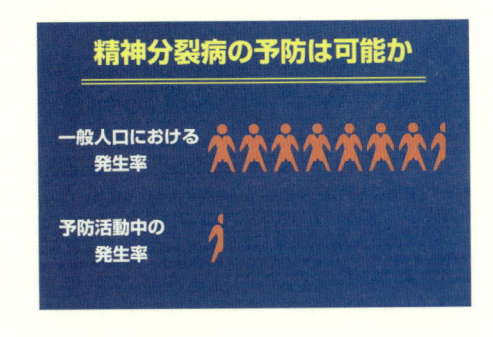

　その研究がすでになされています。早期発見と早期治療は精神分裂病を10万人につき7.5人から10万人につき0.7人まで統計的に下げる可能性があると報告されています。しかし，このような研究は初めてで，対象者の数があまりにも少なく，研究期間があまりにも短いため，希望的ではありますが，まだまだ確信できるものではありません。この研究はある田舎の地域で，後ほど心の病を起こす可能性があると見なされる人を診断チームに紹介するよう一般内科の医者を訓練し，紹介された全員を精神科の専門医が診断しました。紹介された千人ほどのうち，ほとんどがなんの精神障害も患っておらず，16人だけが前駆症状を持っていると判断され，その全員が即座に薬物療法を受け，家族技能訓練と問題解決技能の訓練を始めました。その結果4年間に1人だけが発病しました。この16人のうちほとんどの人は，短期間で少量の抗精神病薬の服用で，精神分裂病の重い症状が出るのを防ぐことができ，何人かは精神分裂病を未然に防ぐことができました。

精神分裂病の治療 (C25)

精神分裂病の治療

- 精神分裂病を専門的に治療している精神科医または医療機関で治療を受ける
- 薬物療法は精神分裂病の症状を改善し,再発を防ぐ
- 心理社会的リハビリテーションは役に立つ
- 家族の対処能力と環境によって経過が良好になる
- 早期治療は病気の悪化を防ぐ
- 一生を通しての治療が必要

この章を次の主な点を復習して終わることにします。

●今までなされたいろいろな精神分裂病の治療効果の研究は薬物療法,心理社会的リハビリテーション,および家族技能訓練を同時に受けるのが一番効果的だとの結論を出しています。この全部の治療ができる専門家は残念ながら数少ないのが現状です。

●最良の治療を提供できるのは精神分裂病を専門に治療しているプログラムです。そのプログラムでは全部とは言わなくとも薬物療法,生活技能訓練,家族技能訓練,仲間同士の支持の会,家族教育活動などをさまざまに提供しています。

●発病してなるべく早くこれらの治療サービスを受けることが大切で,リハビリテーションは一生を通して行われなければいけません。

●治療のゴールは精神分裂病を患っている人が,なるべく個人個人の独自のニーズにそって,独立心を養うように進められ,その人の人生の夢やゴールが達せられるようにデザインされていること。

●新しい治療法を受けることにより回復が可能であり,意義ある人生を保つことが可能です。

次の3回のクラスで精神分裂病の回復に重要な3つの治療法について説明します。その3つの治療法とは薬物療法,心理社会的リハビリテーション,家族技能訓練です。

薬物療法

抗精神病薬療法　　　　　　　　　　(D1)

前の章で薬物治療，心理社会リハビリテーション，家族技能訓練などを合わせた治療法が一番効果があるとの治療研究の結果について話しました。残念ながら，この3つの治療法を熟知している専門家はあまりたくさんいません。では，どこで適切な治療が受けられるかと言うと，やはり精神分裂病を専門に治療している所と言えます。そのような所では薬物治療，生活技能訓練，仲間同士のサポート会や家族教育活動などといろいろなサービスを提供しているからです。発病後なるべく早くこのような治療を受ければ，早ければ早いほど病気からくる障害が軽くてすみます。リハビリテーションは身体障害者にとっての車椅子と同じで，その人の一生を通じて必要です。リハビリテーションは，それを受けることで自立心を養い，生活技能を習得して，自分の力でなるべく生きられるようになり，その人のユニークな人生のゴールや夢に向かって前向きの態度で生きてゆけるようになるためのものです。新しく開発された治療法を受けることにより，回復が可能であり，意義ある人生を持つことも可能です。

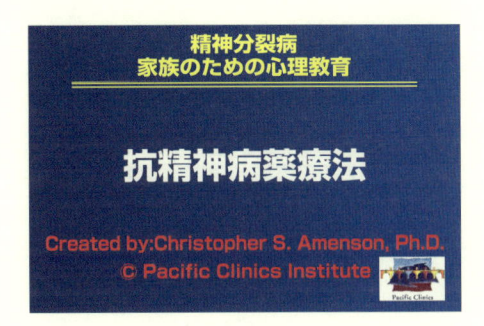

　今日のクラスではもっとも大切な治療の要素である薬物治療について話します。

　今日は薬学一般の情報です。皆さんの家族にはその人独特の薬物作用があると思いますので，個々の問題点につてのアドバイスは主治医にお聞きください。

薬物は脳の働きを回復する　　　　　　(D2)

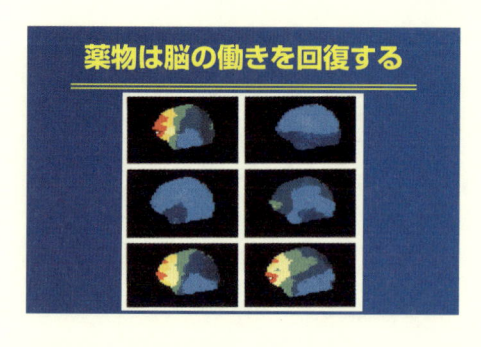

精神分裂病は脳の前頭葉，側頭葉，および大脳辺縁系に障害をもたらすと考えられています。抗精神病薬は，これらの脳障害の一部を回復させます。

このスライドを前章でお見せしたのを覚えていますか。左上は健常者の脳画像です。右上は精神分裂病を患っている人でまだ薬物治療を受けていない人の脳画像です。この2枚の写真の下にある4枚の写真は精神分裂病を患っている人がハロペリドールという抗精神病薬の薬物治療を受け始めて3時間，12時間，24時間，7日後の脳画像です。薬の効果が脳画像に出ています。薬物治療を受けることで，約20％の人が右下の脳画像の様に脳の回復が見られると言われています。ここまで回復した人は仕事をし，独立して生活できると言われています。また30％の人が薬物治療で左下の脳画像の様に脳の回復を得られると報告されています。これらの人は意義ある人生を送ることができますが，フルタイムの仕事は困難です。あとの30％の人たちは右真ん中から左下の脳画像の様に回復しますが，周りの人からのいろいろな援助が必要です。残りの20％は薬物治療を受けてもあまり効果が見られないことが報告されています。

抗精神病薬は以下の症状を軽減する　　(D3)

抗精神病薬は陽性症状を軽減します。とくに奇異な行動の軽減が顕著です。薬物治療で精神分裂病の全部の症状がなくなる人も少数ながらいますが、ほとんどの人たちは症状の軽減にとどまります。

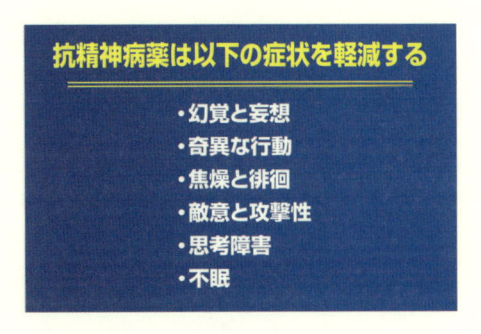

> **抗精神病薬は以下の症状を軽減する**
> - 幻覚と妄想
> - 奇異な行動
> - 焦燥と徘徊
> - 敵意と攻撃性
> - 思考障害
> - 不眠

例えば、四六時中ある激しい幻聴が、抗精神薬の服用で1日に一度か二度の、静かなバックグランド的な雑音に軽減するなどです。症状を軽減し回数を減らすことにより、その人は症状に振り回されることなく、症状を無視できる程度になり、その分だけ生活技能を習得したり、仲間との交友ができます。また自分の将来についての建設的な計画を立てられるというわけです。

薬物治療で、その人は建設的な思考ができるようになり、ものを習得する可能性ができ、心理社会的リハビリテーションを受け、効用を発揮できるようになります。精神分裂病の激しい症状があるにもかかわらず、薬物治療を受けていない状態では、心理社会的リハビリテーションを受けても思考能力が落ちているので、あまり役に立ちません。

症状が活性化している時は、従来の抗精神病薬も社交的隔離、無気力などの精神分裂病の陰性症状にも効果がありますが、薬物治療で一度症状が落ち着くと従来の抗精神病薬は陰性症状、気分症状、認知症状にはあまり効果がなく、かえって薬の副作用として陰性症状の悪化が見られることがあります。新しく開発された抗精神病薬はこれらの陰性症状にも効果があります。

薬物は知覚を改善する (D4)

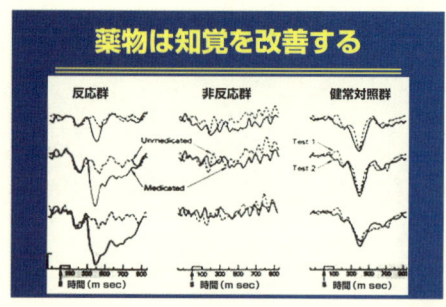

この図を見ると、精神分裂病を患っている人がなぜ現実を理解することが困難であるかがわかります。耳や目が外からの刺激（音を聞いたり、物を見たり）を受けたとき、その刺激は脳に伝わります。もし、私が手をたたくと、聴覚を司る皆さんの脳の部分がこのスライドの右側の脳波群のような反応をします。この右側の脳波群は精神分裂病でない人の脳波です。音が出る前と後の脳波が平坦であること、音が出た時に脳波が激しく反応することに注意してください。

この真ん中の脳波群は精神分裂病を患っている人で薬物治療に反応を示さない人たちの脳波です。彼らはバックグランドの雑音は脳に伝わっているけれども、実際に大切な刺激は登録されていません。

左側は精神分裂病を患っている人の脳波群で、点線は薬を飲んでいない時の反応、黒い線は服薬時の脳反応です。薬を飲んでいない時に外からの刺激があっても脳がそれを登録していません。この状態では皆さんが何か言っても、耳は言っていることを受け取りますが、脳は登録していません。

薬物治療を受けることで、その人の知覚が部分的にも回復し、脳がその分だけ外からの刺激を登録するわけです。左側の一番下の脳波は、必要な外からの刺激を登録していますが、まだまだバックグランドの雑音が顕著であることに注意してください。左上の人は外からの刺激を登録していますが、登録された刺激は弱く、明確ではないので、その分だけ右側の人たちに比べ精神を集中して相手が言っていることに耳を傾けなければ理解できないことになります。

ドーパミン受容体に結合するドーパミン (D5)

　従来の抗精神病薬は、脳細胞間のドーパミンとドーパミン受容体の接合のメカニズムを変化させることにより、その効用があります。脳内での脳細胞と脳細胞間の刺激の伝達は化学反応によってなされ、その化学物質を神経伝達物質と言います。ドーパミンはこの神経伝達物質の1つです。これらの神経伝達物質の機能に混乱が生じると、それが原因で神経障害や精神障害の原因になります。例えば、ドーパミンの伝達機構の過剰活性は、精神分裂病の1つの原因であると言われ、過小活性はパーキンソン病の原因になると言われています。このような理由で、精神分裂病の薬物治療はパーキンソン症状が出ますし、またその反対も起こるのです。

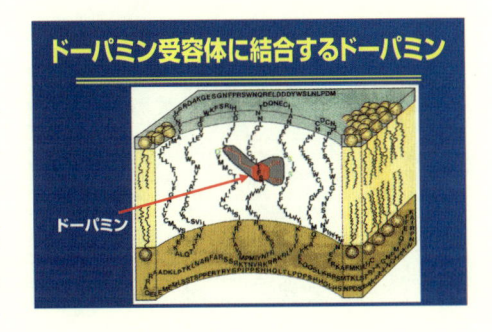

　脳化学についての知識は日々増しています。2年前までは、ドーパミンとドーパミン受容体の関係は鍵と錠の関係で説明されていました。今では生化学者はドーパミン分子とドーパミン受容体分子の化学的構造を知っています。現在では受容体はアミノ酸のチェーンが細胞膜を7回貫通していることが示されています。それだけではなく、ドーパミンの2つの酸素接合体が受容体の窒素接合体と接合することにより刺激が伝達することもわかっています。このような科学の発達はもっと改良された抗精神病薬の開発へと発展します。

ドーパミン仮説 (D6)

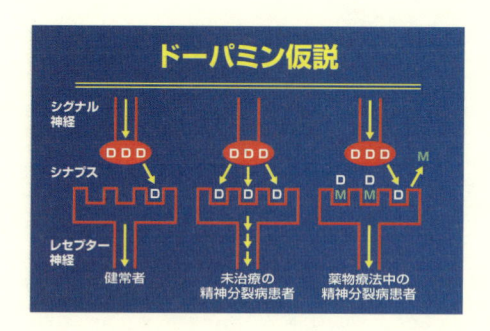

抗精神病薬がどう働くかを簡単に説明します。この図を見てください。左の図は健常者のドーパミン伝達のメカニズムです。例えば、私が1回手をたたいたとします。そうすると、ドーパミンの1つの分子が放されます。この1つのドーパミン分子が受容体細胞に接合した時に、手をたたいた音がその人の脳に登録されるわけです。

真ん中の図は薬物治療をまだ受けていない精神分裂病を患っている人の場合で、刺激の有無にかかわらず脳細胞がドーパミンの分子を放ち、受容体で受け止められ、脳で登録されます。これが幻覚や妄想の原因になっているのではないかと説明されています。

右側の図はいかにして抗精神病薬が働くかを説明しています。薬の分子が受容体に結合して、余分なドーパミン分子が受容体に接合するのを防ぎ、偽りの刺激が脳に登録されるのを防ぐわけです。薬の量が適切であれば、外からの刺激が1つあった時に、ドーパミンの1つの分子が薬の1つの分子を受容体からけり出し、その代わりに受容体に接合し、正しく脳に登録するというわけです。

もし、薬の量が多すぎれば、ドーパミンの分子は薬の分子をけり出す力が足らず、受容体に伝わらないことになり、当然脳で登録されません。薬をたくさん取り過ぎている人が魂のないボーッとした状態になって、見ることも、聞くことも、感じることもできない状態になっているのはこのためです。

もし，薬の量が少なすぎれば，過剰なドーパミン分子が薬の分子を跳ね返して受容体と接合し，精神分裂病の症状が出るというわけです。

　問題は1つひとつの受容体に適切な数の薬の分子を送り込むようにすることが難しいことです。このため，ほとんどの人が適正量の服薬で症状がまだ少し残っていながら，知覚や活力も鈍っている状態になるのです。

メモ

抗精神病薬服用後における作業遂行能力の変化 (D7)

抗精神病薬服用後における作業遂行能力の変化

	改善(人)	不変(人)	悪化(人)
手先の器用さ	5	23	9
記憶力	2	24	0
抽象思考	28	43	0

今,言いました通り抗精神病薬自体にも問題がありますが,それを服薬することにより症状の改善が見られます。従来の抗精神病薬も少量では服薬した人の認知機能の向上が見られます。

この表を見てください。従来の抗精神病薬を服薬した人の40%が,抽象的な思考の向上があったと報告しています。部分的であれ従来の抗精神病薬は高度の脳機能（抽象的思考,問題解決スキル,洞察力）を向上させることがわかっています。

抗精神病薬はもっともベーシックな脳機能である記憶などには影響がないことがわかりました。この表では,26人のうち24人が抗精神病薬を服薬しても,記憶機能には何の向上も見られなかったことを示しています。しかし,抗精神病薬は間接的にドラマチックな効果を出します。それは,精神分裂病はその人が持っているいろいろな脳機能を効果的に発揮することを妨げますが,抗精神病薬を服薬することにより,症状を軽減する分だけ,その人の生活技能を回復できます。

抗精神病薬の服薬からくる１つのネガティブな結果は,手先の細かな作業に困難を生じた人たちがいることです（24%）。これは抗精神病薬の副作用が原因かもしれません。このスライドによると手先の細かい作業がしやすくなったと報告している人が５人いますが,これは,抗精神病薬の服薬により,症状が軽減した結果ではないかと思われます。

抗精神病薬の好ましい作用 (D8)

　精神分裂病を患っている人たちに抗精神病薬の効果をどう思うか尋ねました。ほとんどの答えは，不安感や恐怖感が和らいだ，幻聴，幻覚，妄想が少なくなった，元気が出た，やる気が出た，毎日の生活に興味が出たなどでした。

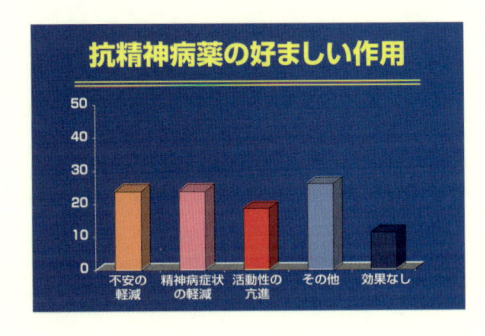

　また，何となく普通の人間になったようだ，精神集中力が帰ってきた，人づきあいができるようになったと答えた人もいました。

　12％の人たちが何の変化も見られないと答えました。彼らは脳の構造的損傷が進展したため，現在の抗精神病薬では不十分なのかもしれません。

　抗精神病薬は，

　●恐怖をもたらす精神分裂病の症状を軽減します

　●知覚を正常化し，現実をそのままに見たり，感じることができるようになります

　●エネルギーが回復します

　●正常な思考や問題解決ができるようになります

　本人，家族，主治医が協力しながら，もっとも適した抗精神病薬を見つけることが大切です。

主な抗精神病薬の副作用 (D9)

主な抗精神病薬の副作用

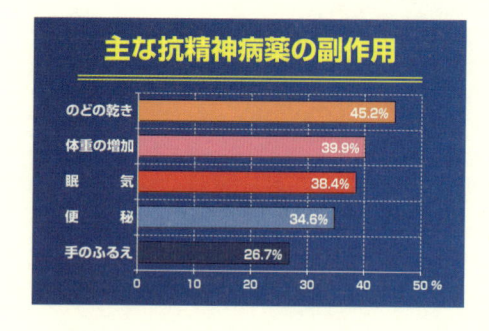

- のどの乾き 45.2%
- 体重の増加 39.9%
- 眠気 38.4%
- 便秘 34.6%
- 手のふるえ 26.7%

抗精神病薬の効果は副作用を伴うことがあります。服薬している人が一番多く訴える副作用は,

- ●のどが乾く
- ●体重が増える
- ●眠気がする
- ●便秘
- ●腕や指先が小刻みに震える
- ●何となく身体が重く,活発性に欠け,身体の動きが鈍くなる
- ●じっとしていられず,そわそわする。手足を無意識に動かしてしまう
- ●身体の一部,とくに顔の筋肉や首などが緊張して動かなくなる
- ●筋肉の痙攣がある
- ●目がかすむ

服薬している人のうち,40%は副作用があまり問題にはならないと報告していますが,あとの60%は上に挙げた副作用の1つまたはそれ以上の副作用を訴えています。

精神分裂病を患っている人が抗精神病薬を拒否する理由の1つは,これらに副作用があるためです。副作用は初めて服薬した時が一番ひどく,また急に起こることがあります。時間が経つにつれ,副作用が徐々に軽減されます。

副作用とは反対に,薬の効用はすぐには現れず,症状が徐々に軽減される傾向があります。薬の効果が現れるのは何カ月か後にならないとわからないこともあります。残念なことに服薬をはじめた初期に起こった副作用に恐れをなして,薬の十分な効果を待たずに薬

を止めてしまう人が多くいます。

　精神分裂病の治療にとって薬物療法は非常に大切なので，抗精神病薬の副作用を最小限度にくい止め，副作用が起こった時には迅速に対処できるよう援助し，薬を飲み続けるようサポートすることが大切です。また，服薬前に本人や家族に副作用について説明し，副作用が始まった時にそれがわかるようにし，迅速に副作用をとり除く薬剤を服用できるように取り計らう指示をすることも大切です。

メモ

問題となる副作用 (D10)

問題となる副作用

- 違和感, 不快感（活気がなくなる）
- 錐体外路症状（EPS）
  アカシジア（下肢のムズムズ感）
  パーキンソン症状（ふるえ, よだれ）
  急性ジストニア（筋肉の強直やつっぱり）

抗精神病薬を服用している人たちがもっとも嫌がる4つの副作用です。これらが起きると, 薬を飲み続けることを拒否する人がいます。

従来の抗精神病薬を服用している人の20％が気分の変調を訴えています。何となく身体が重く感じられ, 活気がなくなり, 物事全体が気抜けした感じになり, 今まで美味しいと思った食べ物も味けがなくなり, 美しいと思った物も色あせて見える。楽しいと思っていたセックスも前ほどに面白くない。毎日の生活全体がスローダウンして見えるようになる。こんな気分変調がひどくなると, 薬を飲みたくなくなり, 拒否する人もいるわけです。

筋肉の動きが不自然になるのも従来の抗精神病薬の副作用です。これを錐体外路症候群（EPS）と言い, もっともよく起こる症状はアカシジアです。アカシジアとは, なんとも落ち着かない気持ち, じっとしていられない気持ちのことです。アカシジアが起こると何の用もないのにせかせかと歩き回ります。アカシジアは「静座不能」とも言います。

パーキンソン症状とは, パーキンソン病の症状によく似ているのでそう呼ばれています。この副作用は, よだれがむやみに出る, 手先がふるえる, 足を引きずって歩く, 仮面様の表情などです。

急性ジストニアとは筋肉, とくに首筋などの筋肉が硬直し, 首が自然に右か左または後ろの方に傾く症状で, 痛むこともあります。また, 目が自然に上の方に動いて顔の筋肉なども動いてしまいます。

本人はこれらの筋肉や目の動きの調節ができません。非常に奇妙な動作になり，これが薬による副作用と知らない家族はてんかんの発作ではないかと慌てることがあります。これらの筋肉の不自然な動きは奇怪で，気持ちの良いものではありませんが，これらはいずれも一時的な副作用であり，すぐに治療し，取り除ける副作用です。長期的な害は及ぼしませんが，この副作用を経験した人はこの奇妙な副作用によってトラウマを受けることがあります。

メモ

副作用への対処方法　　　　(D11)

副作用への対処方法
- 体が順応するまで待つ
- 就寝時に服用する
- 異なる副作用特性をもつ薬剤への切り換え
- 抗パーキンソン薬の投与
- 抗精神病薬の減量

　副作用を最小限に押さえるために対処することは、服薬する本人を楽にするだけでなく、薬の飲み忘れを防止する上でも重要です。服薬の初期に経験する副作用の程度が本人の許容できる範囲内であれば、副作用が時間とともに軽減するのを見守るのが最善策です。1つの方法としては、服薬を就寝時に限ることによって、副作用がもっとも強く現れる時期に本人が眠っているようにすることも考えられます。

　従来型の抗精神病薬はいくつもありますが、期待される治療効果はおおむね同じようなものです。そこで薬を選ぶときには、副作用の現れかたが本人にどのような影響を及ぼすのかを考慮することがしばしばあります。(例：歌うことの多い人にとっては口渇はより堪え難く、読書家にとって、目のかすみはより大きな問題になるでしょう。)

　抗パーキンソン薬は筋肉の機能に影響する副作用を、軽減したり、解消したりします。

　不快な副作用への対処例としては以下のようなことが考えられます。

　日光に対する過敏症には、サングラス、長袖、または帽子の着用、足の不随意運動に対しては、散歩、伸び、運動、食欲増進には規則的食事や低カロリーの間食、口渇には、ガムやシュガーレスミント、水、カフェイン抜きのダイエットソーダなどを試します。

遅発性ジスキネジアの発現率 (D12)

遅発性ジスキネジアは非可逆性の不随意運動をきたすことから、抗精神病薬の最も重篤な副作用の1つといえます。精神分裂病を患っている人のおよそ40％は少なくとも一過性にこの遅発性ジスキネジアの軽微な徴候がみられ、また25％に発現します。この副作用が出現する危険率は抗精神病薬の総服用量と直接関係のあることがわかりました。この危険性はおよそ4％×（抗精神病薬の服用年数）です。

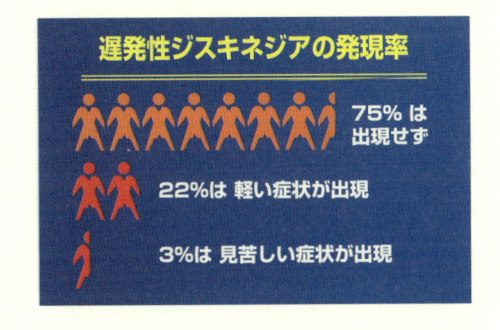

遅発性ジスキネジアの発現率
- 75％は出現せず
- 22％は軽い症状が出現
- 3％は見苦しい症状が出現

幸いにして、遅発性ジスキネジアが発現した人たちの60％が舌や口唇の震えや足の踏みならしなどの軽い症状ですんでいます。遅発性ジスキネジアを発症した人のうちの12％（抗精神病薬を服用している人の3％）は、腰から上半身が曲がったり、腰を突き出すような素振りをしたり、体全体が曲がったりするなどの重篤な症状を経験すると言われています。

精神科医は薬剤による遅発性ジスキネジアの発症に細心の注意を払い、定期的にその発症をモニターします。それを評価するために最も一般的に使われているスケールを AIMS（Abnormal Involuntary Movement Scale）異常不随意運動評価尺度といいます。精神科医はこの AIMS にしたがって異常運動が出現していないかどうかを調べます。

遅発性ジスキネジアの予防と治療　　(D13)

> **遅発性ジスキネジアの予防と治療**
> - 必要最低限の量を使用する
> - 抗不安薬の併用投与
> - 新しいタイプの抗精神病薬を使う
> - 早期徴候を見逃さない
> - ビタミンEによる治療の可能性

軽微な舌先の震えなどは、ふつうは本人が気づく前に精神科医が発見できます。この時点で薬を止めると、遅発性ジスキネジアはそれ以上悪化することはありません。

遅発性ジスキネジアが現れる率は、抗精神病薬の服用量と直接関係があるので、その発症危険性は精神分裂病の症状に効果が出る最少有効量の薬を投薬することで下げることができます。

今までに薬物乱用の経験がない人は、軽度の不安やいらいらなどの精神分裂病の症状は、少量の抗精神病薬と抗不安薬（マイナートランキライザー）を同時に服用することで抑え、遅発性ジスキネジアを防ぐようにします。抗不安薬には遅発性ジスキネジアの発症する危険性はありません。

新しいタイプの抗精神病薬は、遅発性ジスキネジアが全然出ないか、出にくいという特徴があります。それらの薬剤は症状の軽減が必要な人たちに投薬されます。従来の抗精神病薬を服用し、遅発性ジスキネジアが現れた時、これらのうちの1つに代えることができます。

一度遅発性ジスキネジアが出たら、それをどう治療していくかについては、いろいろな議論がなされています。一部の研究者はビタミンEが効果があると主張していますが決定的ではありません。

抗精神病薬の作用と副作用　　（D14）

　従来の抗精神病薬は脳内のドーパミン活性を低下させます。ドーパミンとは脳内にある神経伝達物質の1つで，脳内のあちこちに見られます。このドーパミン活性の低下が，精神分裂病の症状の軽減と薬の副作用の出現に直接関係しているのです。

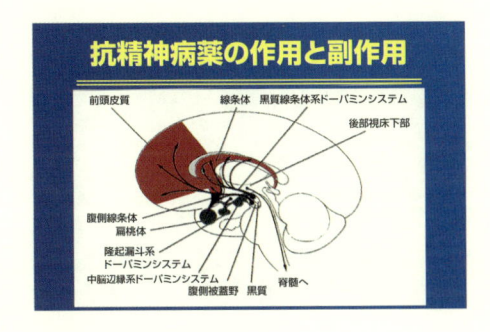

　このスライドに見える脳の緑の部分の，過剰のドーパミン量を下げることにより，精神分裂病の症状を軽減することができます。

　スライドの脳の赤い部分（この部分を黒質線条体といいます）の正常量のドーパミン活性を下げることにより，筋肉の動きに影響する副作用が生じます。

　前頭葉のドーパミン活性を下げることで，精神分裂病の陰性症状がさらに悪化します。

　新薬の開発には次の2つの目的があります。

　1．副作用を少なくする。
　2．なるべく多くの精神分裂病の症状を軽減する。

メモ

精神分裂症の症候群 (D15)

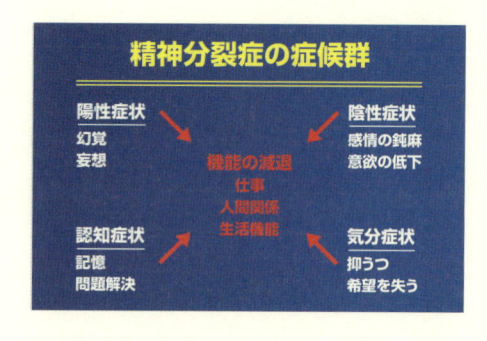

精神分裂症の症候群

陽性症状
幻覚
妄想

陰性症状
感情の鈍麻
意欲の低下

機能の減退
仕事
人間関係
生活機能

認知症状
記憶
問題解決

気分症状
抑うつ
希望を失う

　従来の抗精神病薬は精神分裂病の陽性症状の軽減に効果があります。急性期には，陰性症状に対しても効果があります。例えば，妄想で自分はやくざに狙われていると思い込んでいる人は，部屋に閉じこもって，部屋の外にも，家の外にも出るのを拒否するでしょう。抗精神病薬を服用して妄想がとれれば，陰性症状である引きこもりなども少なくなるでしょう。このように陽性症状の軽減で，間接的ですが思考機能などの向上を得ることができます。従来の抗精神病薬は精神分裂病の陰性症状，認知症状，気分症状の向上には直接に影響を及ぼしません。

　精神分裂病を患っている人たちの日常の生活機能の低下は，陽性症状よりも，陰性症状，認知症状や気分症状からくることの方が多いのです。

　近年開発された新しいタイプの抗精神病薬は精神分裂病の4つの症状群の治療に直接的に効果があります。新しいタイプの抗精神病薬は従来の抗精神病薬と同様に陽性症状にも効果があります。まだ確実には言えませんが，新しいタイプの抗精神病薬は陰性症状，認知症状，気分症状の軽減には従来の抗精神病薬より効果が高いと主張する臨床家がいます。

　今までにわかっているだけでも，新しいタイプの抗精神病薬は従来の抗精神病薬に比べ，副作用が少ないことは確かです。

陰性症状の分類 (D16)

精神分裂病で一番難しいのは陰性症状の治療です。陰性症状は精神分裂病の主な症状で、一次的な症状です。副作用、うつ症状、機能喪失などは精神分裂病の二次的症状と言えます。

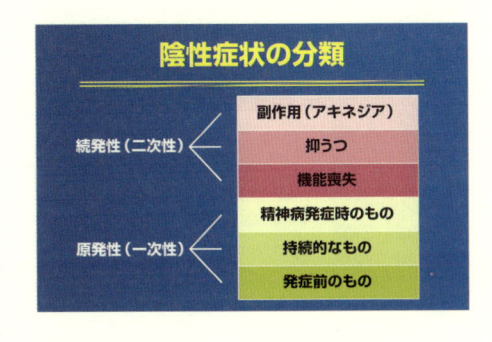

陰性症状の分類

続発性（二次性）
- 副作用（アキネジア）
- 抑うつ
- 機能喪失

原発性（一次性）
- 精神病発症時のもの
- 持続的なもの
- 発症前のもの

一次的な陰性症状は発病前に見られることもあり、また疾患発症後は持続して現れ、このほか精神分裂病の症状が活性化している時期にも顕著に現れます。

二次的な陰性症状は精神分裂病による間接的な原因で現れ、一次的な陰性症状を強化します。従来の抗精神病薬は副作用として、一次的な陰性症状を悪化させることがあります。

今までの2回のクラスで、精神分裂病は脳内の構造や生化学物の変化が原因だと説明しました。これらの変化により、生活機能の低下、幻聴や妄想などによる現実感覚の混乱などが原因してのうつ的気分、士気喪失、生活上の機能低下や生活水準の低下が見られます。二次的な症状は、一次的な陰性症状である引きこもりやアパシー（発動性欠如）を悪化させます。

これらの種々の陰性症状、異なった原因による陰性症状を区別して治療するのは大変困難なことで、容易ではありません。

一次的な陰性症状は新しいタイプの抗精神病薬で治療し、二次的な副作用は抗精神病薬を必要最少量におさえることによって副作用が起きる可能性を下げます。士気喪失や生活機能低下が原因になっている陰性症状は作業療法、援助治療、励ましなどで治療してゆきます。また、二次的症状であるうつ症状は抗うつ薬で治療します。

薬物療法

抗精神病薬の陰性症状への影響　　　（D17）

抗精神病薬の陰性症状への影響

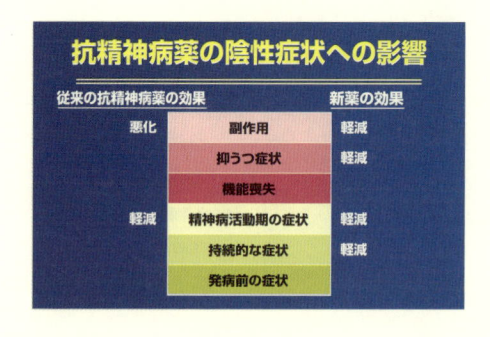

従来の抗精神病薬の効果		新薬の効果
悪化	副作用	軽減
	抑うつ症状	軽減
	機能喪失	
軽減	精神病活動期の症状	軽減
	持続的な症状	軽減
	発病前の症状	

　従来の抗精神病薬と異なり，新しいタイプの抗精神病薬は精神分裂病の陽性症状ばかりか，急性と慢性の陰性症状（アパシー，引きこもり，意欲低下，エネルギーの低下）にも効果があります。新しいタイプの抗精神病薬は従来の抗精神病薬のように陰性症状を強化することはありません。

　従来の抗精神病薬の長所は，新しいタイプの抗精神病薬に比べ安価なことと，過去35年以上の経験があり，安全性がよく知られていることです。新しいタイプの抗精神病薬の長所は陰性症状，認知症状，および気分症状に効果があることと，一般に副作用が少なく，また，錐体外路症候群や遅発性ジスキネジアなどの副作用があっても軽くてすむことです。新しいタイプの抗精神病薬の欠点は高価なことです。

　家族にできるのは，新しいタイプの抗精神病薬の値段を下げるように製薬会社に働きかけることと，精神科医に新しいタイプの抗精神病薬を処方するように頼むことです。新しいタイプの抗精神病薬を服用して入院を避けられれば，精神分裂病の全体的な治療費が下がることになるので，新しいタイプの抗精神病薬の値段を下げる意味があるのです。

抗精神病薬は認知機能を改善する　　　(D18)

新しいタイプの抗精神病薬がどの程度，注意力，記憶力，問題解決機能に影響するかについての研究が最近なされつつあります。まだ最終的な結論は出ていませんが，ここに挙げたある新しいタイプの抗精神病薬の効果が正しければ，精神分裂病を患っている人もある種の希望が持てるようになります。

抗精神病薬は認知機能を改善する

作業遂行能力のレベル

	抗精神病薬なし	ハロペリドール	クロザピン
集中力	56	68	73
記憶力	2	4	5
会話力	15	21	29
柔軟性	5	6	8

従来の抗精神病薬，新しいタイプの抗精神病薬の両方とも，精神分裂病の陽性症状には同様に効果があります。抗精神病薬の服用で，陽性症状が軽減し，その結果，認知機能の向上が見られます。すなわち，現在使われている抗精神病薬は間接的に認知機能の向上をもたらします。

この研究によると，新しいタイプの抗精神病薬であるクロザピンは従来の抗精神病薬のハロペリドールに比べ，認知機能の向上が高く示されています。精神集中力，記憶力，会話力，思考的柔軟性のすべてが，新しいタイプの抗精神病薬であるクロザピンの方がハロペリドールより効果が高いのがわかります。

メモ

リスペリドンは作業記憶を改善する (D19)

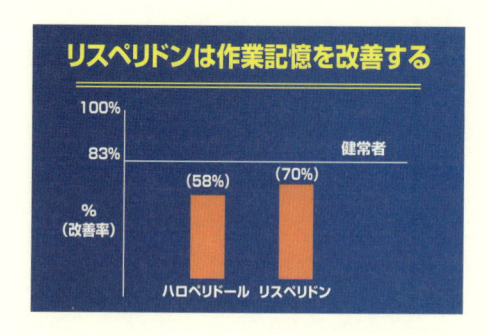

作業記憶とは過去の行動とその結果を記憶し、現在直面している事柄に応用できる能力のことを言います。

能率の高い作業記憶に欠けることは、ちょうど先生がいない幼稚園に似ています。いろんな子供が同時にいろんなことをやっているので活気がありますが、まとまりがなく、これといった計画性のある作業はできないのです。作業記憶は前頭葉の機能で、精神分裂病を患っている人にはこの機能障害が見られます。どの程度作業記憶が機能しているかは、分裂病を患っている人にとっては大変重大なことです。なぜかというと、この機能が充実していればいるだけ、心理社会的リハビリへの反応が良く、仕事を持つ可能性も高くなり、独立した生活ができる可能性も高くなります。

ある研究では、長期入院患者にリスペリドンを服用させた結果、彼らの作業記憶の機能が50％向上したと報告しています。この作業記憶機能の向上は陽性症状の軽減によるものでもなく、副作用止めの薬が少なくなった結果でもなかったと報告しています。

メモ

各種症状に対するリスペリドンの効果 (D20)

この図は抗精神病薬の各症状に対する効果を示しています。スコアの変化が大きいほど効果が高いことになります。新しいタイプの抗精神病薬のリスペリドンと従来の抗精神病薬であるハロペリドールの効果を比べると，全般的な症状の改善度，陽性症状，陰性症状，思考解体，不安・抑うつのそれぞれの症状群でリスペリドンのほうが効果が高いことがわかります。

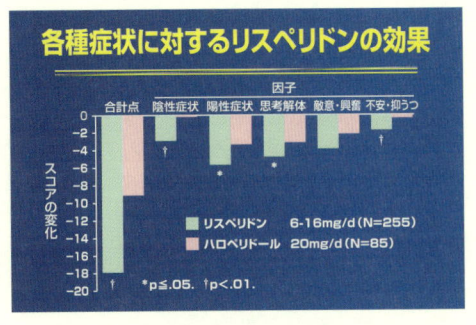

また，従来の抗精神病薬に比べて新しいタイプの抗精神病薬は副作用が少なくなっています。これは服薬を継続するうえでとても大切ですし，副作用に敏感に若い人や高齢者にとっても重要です。

特に初めて治療を受ける人にはなるべく副作用が少ない薬で治療を開始して，ポジティブな治療経験により，薬や治療によい印象を持ってもらうことが大切です。精神分裂病の陽性症状が速やかに軽減され，副作用が少なければ，その分だけ「普通」に振舞える可能性が高くなり，周りから偏見や白い目で見られなくてすむわけです。

なるべく「普通」の生活が保てれば，薬を飲み続けようという気持ちになれますし，薬を飲めばその分だけ病気の悪化をくい止める事ができます。

新しいタイプの抗精神病薬の特徴　　（D21）

新規抗精神病薬の特徴

- 陰性症状に効果がある
- 認知機能障害を軽減する
- 錐体外路系の副作用が少ない
- 抗パーキンソン薬（副作用止め）の使用が少なくてすむ
- 継続的に服用できるようになる

新しいタイプの抗精神病薬は陰性症状に効果があることは判明しています。陰性症状への効果は新しいタイプの抗精神病薬の直接の効果であり，また副作用が少ないことによる間接的な結果かもしれません。

また新しいタイプの抗精神病薬は，認知症状にもたぶん効果があると考えられますが，この分野での研究があまりないので，今の時点では確実なことは言えません。異常運動に関する副作用が少ないことは多数の研究結果や臨床的観察から確認されています。リスペリドンは通常量ではほとんど，運動障害に関する副作用はみられません。

新しいタイプの抗精神病薬は異常運動に関する副作用が少ないので，その分だけ副作用止めの薬剤の使用が少なくなっています（新しいタイプの抗精神病薬14％に対し，従来の抗精神病薬50％）。これらの副作用止めの薬剤自体にも副作用があり，その副作用の1つは軽い認知機能障害です。新しいタイプの抗精神病薬は副作用が少ないので，薬をのみたがらない人が少ないのも利点です。

メモ

新しいタイプの抗精神病薬の利点の比較 (D22)

多くの精神科医はリスペリドンなどの新しいタイプの抗精神病薬が精神分裂病治療の第一選択であると考えています。これらの新薬は，従来の抗精神病薬と同じ程度またはそれ以上に効果がある

新薬の利点の比較

薬名	利点	欠点
リスペリドン	活性化する	高用量で錐体外路症状がでる
クロザピン	最も強力	まだ使用されていない
オランザピン	抑うつ症状に最適	まだ使用されていない
クエチアピン	副作用が少ない	まだ使用されていない
セルチンドール	副作用が少ない	まだ使用されていない
ジプラシドン	副作用が少ない	まだ使用されていない

といわれています。また，従来の抗精神病薬に比べて副作用が少ないことは確かです。リスペリドンは服用量が増えると従来の抗精神病薬と同様に神経運動関係の副作用が現れます。

とくに初めて発病した人たちに副作用の少ない新薬で治療することは大切なことです。初めて発病した人がひどい副作用を経験すれば，薬物治療に嫌悪感をもち，服用を拒否すると，障害が悪化してしまいます。

現在のところ，日本で使用できる新しいタイプの抗精神病薬はリスペリドンだけですが，将来的にその他の薬剤も使用できるようになることでしょう。

メモ

精神分裂病への発症経路 (D23)

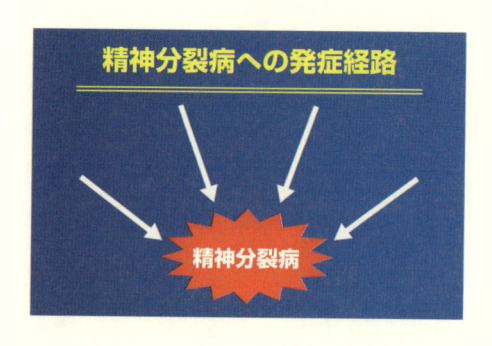

最初のクラスで精神分裂病は種々の症状，原因があると言ったことを覚えていると思います。

このスライドは精神分裂病の複雑性を簡単に説明するのに役立ちます。脳内のどの部分に支障があるかにより，症状の現れ方が異なり，また機能欠損が異なります。精神分裂病でもどのタイプかにより，治療への反応が異なる可能性があります。

残念なことに，現在の精神医学では，何がどの精神分裂病のタイプの原因であるかまでは確認されておらず，またどの治療法がどのタイプに適しているかなどの知識もありません。しかし，いろんな治療法の研究がされているので，近い将来もっと素晴しい治療法や新薬が開発されるでしょう。

メモ

抗精神病薬は異なる発症経路を遮断する (D24)

長い間薬物療法で知られていることは，人によってはハロペリドールを服用すれば，非常な効果が出るのにフルフェナジンを服用してもさっぱり効き目がなかったり，同様に，フルフェナジンを服用すれば症状の軽減があるが，ハロペリドールではあまり効果が見られない人もいます。なぜこのような現象があるのかはまだ知られていません。たぶん，脳のどの部分またはどの生化学物質の欠陥が原因であるかによりこのような現象が起こるのではないかと憶測されています。

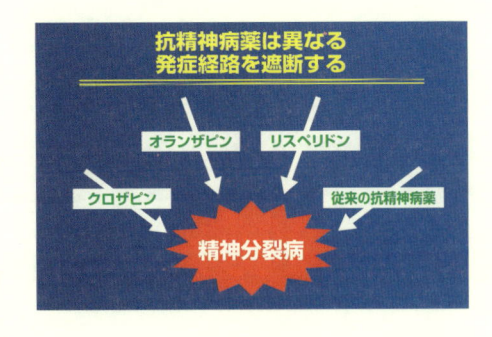

新しいタイプの抗精神病薬が開発されることによって，その分だけ選択薬が多くなり，今までの薬では効果が見られなかった人たちにもその人に合った薬が手に入り，精神分裂病の症状からの解放が可能になるわけです。

現在の精神医学のレベルでは，まだどの薬がどのタイプの精神分裂病に効果があり，どんな人たちに最適かなどの知識はありません。ただわかっていることは，もしある人の親族の中である種の薬が効果を示せば，その薬はその人にも効果的であるという指針となることがわかっています。こういった知識の乏しさは精神分裂病を患っている本人，家族，治療者にとって非常なフラストレーションの原因になっています。その人に一番適切な薬は試行錯誤しながら発見するほかありません。

抗精神病薬の維持用量と再発率　　（D25）

抗精神病薬の維持用量と再発率

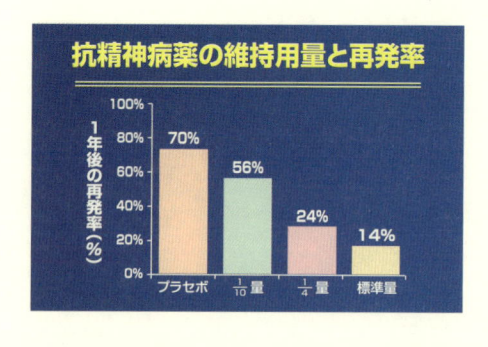

1年後の再発率（％）
- プラセボ: 70%
- 1/10量: 56%
- 1/4量: 24%
- 標準量: 14%

　どの抗精神病薬でも，服用量と再発との間には直接の関係があります。副作用を少なくし，遅発性ジスキネジアが起こる危険を避けるために，いろいろな服用量の研究がなされました。これらのすべての研究の結果，ある一定の服用量以下になると再発の危険性が上がることがわかりました。

　大切なのは，薬ごとに治療の適量範囲があるということです。適量範囲より少ない量を服用すれば，少ないだけ，再発が起こる率が高くなります。また，適量範囲以上を服用すれば，治療効果が下がるばかりか，副作用がひどくなります。

　もし，再発だけを心配すれば良いのであれば，皆が同じ量の薬を服用すればよいわけです。しかし，時には服用量を下げることにより，再発がなければ，機能が向上する人もいます。副作用が軽減することで，その人が発病する以前の性格が現れ，人づきあいも増え，毎日の生活機能の向上が見られることがあります。いかにして，少量の薬で症状を抑えることができるかの研究の重要性がここにあります。

メモ

抗精神病薬の再発予防効果 (D26)

新しいタイプの抗精神病薬の弱点は第1に従来の薬に比べて高価なこと，第2に使用開始から日が浅いので，まだ長期的な使用結果が確実にわかっていないことです。しかし，最近では比較的長期間の効果を検討した試験結果も報告されるようになりました。

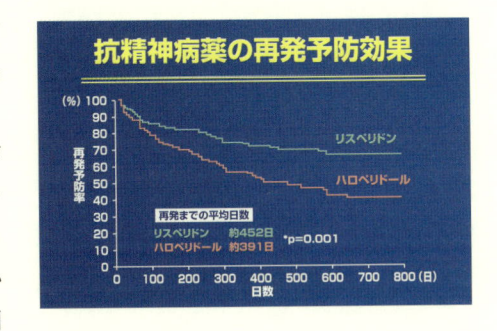

これはその1つですが，症状が安定している患者さんに対して次に再発してしまうまでの日数をリスペリドンとハロペリドールで比べています。もちろんなるべく再発しないように治療はしていても不幸にして再発してしまう場合があるので，それを比較しているわけです。再発があるとグラフが下に下がっていきます。

つまり，新しいタイプの抗精神病薬であるリスペリドンは従来の薬剤に比べて治療効果や副作用の面だけでなく，再発までの平均日数も長くなることが考えられます。

メモ

低用量維持療法による治療戦略　　（D27）

低用量維持療法による治療戦略

2年後の転帰

	再発率	入院治療が必要になる率
標準量	30%	25%
症状発現時のみ投与	95%	46%
低用量	50%	25%

「低用量維持療法」とは標準の1/5の服薬量で治療をした場合です。

この表からもわかるように、「症状発現時のみ投与」による治療法は全然効果がないに等しい。この方法では、2年間に95％の人が再発を経験し、ほとんど半数近くの人が入院治療を必要としています。一度、服薬を止めてしまうと、症状が出始めた時に、薬を拒否することがしばしばです。

「低用量維持療法」治療法は複雑な結果が出ています。減量した人は、少しだけ機能の向上が見られたのに加え、副作用も非常に少なかったのですが、その引き替えとして、標準量の服薬をした人よりも再発が多くみられました。ここで紹介している研究では、患者さんの症状を十分に観察し、ちょとした症状が出ると服薬量を一時的に標準に増やし、研究を続けました。その結果、再発を経験した人は標準量の人より多かったのですが、入院治療が必要だった人は標準量の人と同じだったと報告しています。

精神分裂病を患っている人で自覚症状が高く、症状が出始めれば迅速に治療者に報告し、薬量を増やすよう頼める人は、再発が少し増えるけれども副作用が少なくて、普通の生活ができる治療法が選べるわけです。

投薬量の選択 (D28)

低用量維持療法を選ぶ前に、再発が起きた時のことについて考える必要があります。再発した時に、医者にすぐ連絡し、薬の服用量を増やしてもらい、症状がひどくなった状態を数日辛抱できるのであれば、低用量維持療法を続けるのも1つの方法です。しかし、再発の兆候が始まればすぐ精神病状態となり、薬の服用を拒否し、自他を危険な状態にするのであれば、この低用量戦略による治療法は危険すぎると言えます。

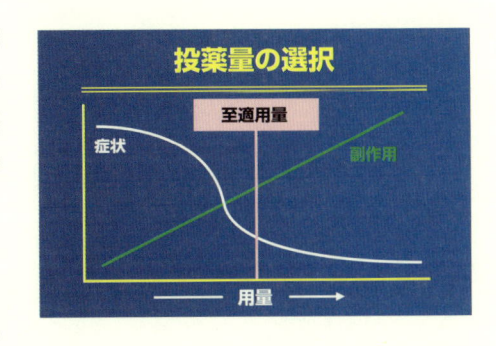

これらの、ある種の危険を含む治療法の利点は副作用が少ない治療生活ができるということです。時には、精神病の症状よりも、副作用からの障害の方が辛い場合があるからです。

適量範囲内での最少量の服薬量を探し出すには試行錯誤するしかありません。これは本人、その家族、治療者の全員が苦労をする方法です。

最適な服薬量は病気の経過によっても異なり、また、薬への反応性の個人差もあります。当人が感じているストレスのレベルによっても薬の用量が異なってきます。薬の至適用量を判断する時には、これらのいろいろな要因を考慮しなければなりません。

持効性筋肉注射（デポ剤）療法　　(D29)

持効性筋肉注射（デポ剤）療法

利点	欠点
・体内に吸収されるのが早い	・日がたつにつれ、血中濃度が下がる
・飲み忘れの心配がない	・種類が少ない
・1ヵ月に1〜2回の投与	・投与量の調節が難しい

薬の用量を考慮する他に、薬についてもう1つ検討すべきことがあります。それは、毎日錠剤を服用するのか、1ヵ月に一度か二度、持効性の注射をしてもらうのかを決めることです。アメリカでは、抗精神病薬を服用している人の10％しか持効性の注射をしていません。ヨーロッパでは、40％の人たちが持効性の注射で治療していると報告されています。

この注射（デポ剤と呼ばれることもあります）は、特別に用意された薬を、筋肉内に注射し、少しずつ体内に吸収させていく方法です。この方法は消化官を通さないので薬が体内に吸収されやすいことが利点です。このため、薬を口から服用しても薬の効果が出ない人も、注射で薬をとれば良好な効果が出る場合もあります。注射をうった時点で薬の血中濃度が急に上がり、日が経つにつれ、少しずつ血中濃度が下がります。しかし、これが問題になることは稀です。

毎日何回か薬を飲むより、2週間に一度か月に一度注射をしてもらう事を選ぶ人もいますし、そうでない人もいます。毎日の服薬を忘れがちだったり、服薬を嫌がり、再発が度々起こる人は注射の方が向いています。注射ならば、本人、家族、治療者の全員が服薬に関して心配しなくても良いので便利です。飲む飲まないで言い争いをしなくても良いですし、思いわずらうことも避けられます。

持効性注射薬の1つの欠点は、現在はハロペリドールとフルフェナジンの2つの抗精神病薬にしかないことです、

抗精神病薬は… (D30)

ここで，この章をまとめます。

> **抗精神病薬は**
> ・再発を減らす
> ・脳機能障害を減らす
> ・改良された抗精神病薬が使用可能となった
> ・個人レベルで薬への反応性が異なる
> ・回復への第一歩である

●抗精神病薬は症状を軽減させ，再発を減らし，分裂病が原因での脳機能破壊のプロセスを減退させます。近年開発された新しいタイプの抗精神病薬は副作用が少なく，治療範囲が広い（陽性症状と陰性症状の両方に効果がある）。

●個人個人が特有な薬の反応をするので，あの人にこの薬がよく効いているからといって，他の人にも効くとは限りません。このため，自分に効果のある薬を探し当てるまで，試行錯誤があります。

●従来の抗精神病薬も新しいタイプの抗精神病薬も同様に陽性症状には効果があります。新しいタイプの抗精神病薬は陰性症状，認知症状，気分症状にも効果があります。

●「低用量戦略」による治療法は再発を起こす危険性がありますが，同時に利点もあります。この治療法の利点は副作用が少なくなり，従来の性格が表面に出て，活発で人づきあいもよくなる可能性があることです。

●人によっては持効性の注射治療を選ぶことが賢明です。

●薬物治療は一番大切な治療ですが，回復への最初の一歩でしかありません。薬物治療で症状を軽減し，リハビリを通して意義ある人生を再度築き上げる努力をしなければなりません。

次のクラスでサイコソーシャル・リハビリについて話します。

薬物療法

リハビリテーション

心理社会的リハビリテーション　　(E1)

　前の章で精神分裂病の症状を抑えるのに効果のある薬物治療について話しました。いろいろな抗精神病薬は再発を減少させ，症状を軽減し，精神分裂病に侵された脳機能をある程度取り戻してくれます。新しいタイプの抗精神病薬は副作用が少なく，また効用の範囲が従来の抗精神病薬に比べ広くなっています。

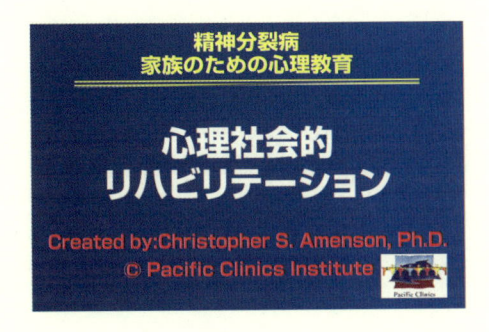

　個人個人によって薬への反応は異なります。自分に合った適切な薬と服用量を探し当てるまでには試行錯誤を繰り返すことがしばしばあります。

　精神分裂病の治療において薬物治療はもっとも大切なことです，しかしこれは回復への第一歩でしかありません。薬が症状を軽減した後，心理社会的リハビリテーションを受けることにより意義ある人生への一歩を踏み出すことができます。

　リハビリテーションは薬物治療なしではあまり役に立ちません。新しい生活技能を習得する前に精神分裂病で侵された脳機能の回復が必要だからです。薬物治療を受け，これらの脳機能の回復を得ることで，新しい技能の習得が可能になります。心理社会的リハビリテーションに参加し，そこで新しいことを教えてもらっても，それを記憶できなければ生活の場でその技能を応用できないからです。

　適切な薬を服用し，その効果があり，再発が少なくなれば，リハビリテーションはその人の回復への道に拍車をかけることになります。

孤立と恐怖 (E2)

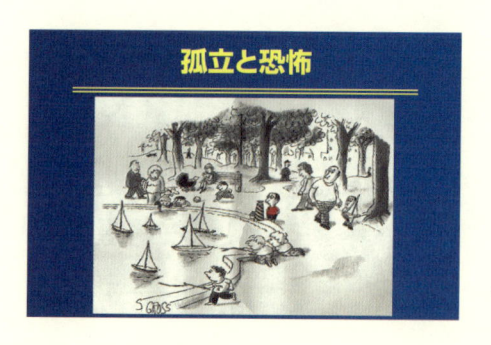

この赤いシャツを着ている少年はリハビリテーションを受ける前の状態に似ています。

「精神分裂病を患っている人間にとって，皆の毎日の生活に参加することは非常な恐怖と苦痛を伴います。何かをやろうとする時，私達は恐怖感をおぼえ，躊躇し，ちょうど恐怖の壁が私達の進もうとしているゴールの間に立ちはだかっているように思えます。家の玄関から出よう，散歩をしよう，誰かに話しかけようとする時，何とも言えない恐怖感に襲われます。この恐怖感は外の世界には自分は属しておらず，どこか外国にでも行ったような感じで，違和感を感じるからです。子供の時から，なんとなく皆と違うように思え，なじめませんでした。精神分裂病は単なる病気だけでなく，私達にとってはライフスタイルで，常にいろいろなストレスや症状にかき回されている人生です」

この絵は独りぼっちの少年が，何をして良いかわからず，恐怖感に囚われ，孤独で，他の子供たちと同じように無邪気に遊べず，独りぼっちでぼんやりしている状態です。

サイコ・ソーシャル・リハビリはこの孤独な人が，自分でやってこなくても，暖かい，理解ある手を延ばします。そうして，怖がらないように辛抱強くこの人の信用と希望が芽生えるよう努力し，回復への第一歩を踏み出せるように援助します。そして，その人がもともと持っている自分の長所と内なる資源を発見し，それを強化できるように努力します。

現在の生活能力と改善可能な生活能力　　(E3)

現在，精神分裂病を患っている人の65%が静かに絶望の中で生活をしています。ただぼんやりテレビを見て1日を過ごしたり，自分の住んでいる所で目的もなく1日中歩き回ったり，毎日の生活を家族や中間施設の職員に全面的に依存して生きている人たちです。ちょうど，先ほどの少年のように，恐怖感と孤独で見動きできないで，ぼんやり突っ立っている状態に似ています。

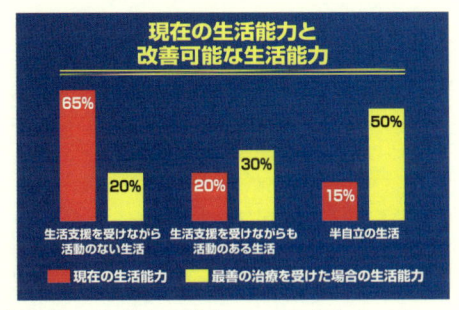

この状態を続けていく必要はありません。現在の精神医学で得られる治療法を受ければ，今，精神分裂病を患っている人の過半数の人たちは独立した生活を維持し，友人や仲間との関係を保ち，地域のいろいろな行事や活動に参加し，その人なりに地域社会に貢献しながらの生活ができます。あとの30%の人は周りの人たちにお世話を受けながらも，地域社会から隔絶せず，その人なりに周りの活動に参加しながらの生活ができます。

そして，薬物治療を受けることにより，症状の減少が見られた時は，発病によって失われた生活技能を再度習得する必要があります。これは，大人になり視覚障害になった人が，物を読めるようになるためには点字を習得せねばならないのと似ています。

失われた機能に取って代わる新しい技能を身につけることにより，障害に負けず，新しい状況下で得られる最高の生活をしていくことができます。社交的感覚の低下が起きた状態で友達と作ることを再度習得し，幻聴などがあっても，それを無視することを習得し，限られた中で仕事やボランティアができるように新しい技術を覚えていくことが必要になります。

最終的な結果は次の要因に影響される　　(E4)

最終的な結果は次の要因に影響される
- 病気の重さ
- 薬物療法の効果
- 本人の勇気
- 家族の反応
- 地域の反応
- 治療システムの反応

精神分裂病だけでなく，あらゆる疾患に関することですが，病気になった人がどの程度治療に反応するかは，左側の図に挙げてある6つの要因に影響されます。すでに症状の重篤度と迅速な治療を受けられるかどうかについては話しました。

非常に大切で欠かすことのできない要因は本人が本来持っている内なる資源，長所，逆境にも負けず最良の努力をして，自分の人生を生きている態度です。

この態度は「勇気」，「精神力」だとかいろいろな言葉で言い表されています。専門家たちは，これを「自我の強さ」だとか「自我の有効性」などと呼んでいます。それを何と呼ぼうとこの生きるための態度には心理的，精神的な面があります。精神分裂病を患っている人たちは，自分の置かれた立場を受け入れ，回復のプロセスに向かうためにこの精神的な面は非常に大切だと言っています。家族や精神保健に携わる人たちは本人がこの勇気を身につけ，維持できるよう常に励ましてあげることが大切です。最終的にはこの内なる勇気はその人が治療を続ける動因となり，自分と自分の人生のゴールの間の障害物を取り除く努力を積極的にし続けていく源になります。

周りからの励ましといろいろな機会を与えられることがその人を勇気づけてくれます。症状が安定し，短時間でも仕事ができるようになった時，その人に仕事を与えてくれる人がいれば，なるべく自分の力で生きたいと思っている人に希望を与えます。

回復と再発の螺旋の輪　　　　　　　　（E5）

　これらのすべての要因が回復と再発の螺旋の輪に影響します。家族や地域からの励ましやもっとも適切な治療や介入を受けることはその人が積極的に治療に参加する勇気を与えます。治療の効果が出れば出るだけ，家族や周りの人たちも勇気づけられ，今までより以上に精神分裂病を患っている人をサポートし，励ますことになるでしょう。

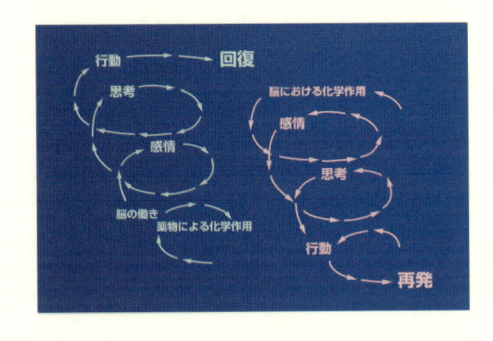

　その反対も起きえます。治療を拒否する態度は家族や周りの人たちの士気を弱め，拒絶や偏見を強化し，周りからのサポートを弱め，治療を受けにくくします。偏見は疎外感や引きこもりを誘発しますが，それと同じように，異常な行動は偏見を強化します。

　これらの要因はお互いに影響しあい，それは生物-心理-社会的モデルと呼ばれています。脳内の生化学物質はその人の思考に影響を及ぼし，また私達の思考は脳内の生化学物質に影響します。いろいろな研究を見ると，楽観的で肯定的な思考は脳内の生化学物質を変え，悲観的で否定的な考えはそれと反対の方向へ脳内の生化学物質の変化をもたらします。

　精神分裂病への介入はこれらの要因の相互影響を考慮しながら進め，また1つひとつの要因もよく考えて個人の生活の周辺を見ながら，バランスをとって進めていきます。

治療戦略　　　　　　　　　　　　　　　　　　　（E6）

> **治療戦略**
> ・薬で症状をコントロールする
> ・人間関係を作る
> ・症状を管理する技能を教える
> ・失われた生活能力を補う技能を教える
> ・個人に固有な能力を最大に引き出す

治療戦略の第1は薬で症状の軽減と安定を図ることです。症状の安定なしには何もうまくいきません。もし本人が薬を拒否した時には大きなジレンマが起きることになります。気分の変調をもたらす薬物の服用を拒否できることは個人の人権を尊ぶ上で非常に大切なことです。しかし、精神分裂病にはその人の病気についての理解力や判断力の欠陥が伴うので、精神分裂病を患っている人が自分の意思で治療を求めるまで待つことは、事故で足の骨を折った人が病院へ歩いてくるまで治療しないのと同じです。ですから、精神分裂病の場合は一時的に投薬を強制する必要性も出てきます。強制治療のゴールは、本人の脳機能の回復により、理性的に物事を判断し理解できるようになることです。

次の段階は、リハビリテーションにおいて精神分裂病を患っている人に対していろいろな技能を教えている人は、生徒と先生の間の信頼できる間柄に似た関係を作り上げることです。この関係において教える側は、教わる側の尊厳と能力を尊重し、相手の潜在的に持っている能力を育て、十分に発揮できるよう導くことに努めます。

リハビリテーションで大事なことは、精神分裂病の症状を見分け、コントロールできるようになることです。症状を安定させ管理することは今後の回復の過程において大切な役割をはたします。症状が安定し、自己の内なる資源を発見し、それを強化しながら、回復できない生活技能は他の技能で補助し、いろいろな生活技能を習得します。リハビリテーションのゴールは最終的には本人が決め、職員はそのゴールを獲得できるようにいろいろな方法で援助します。

精神分裂病の治療 (E7)

どのような方法でリハビリテーションのプログラムが構成されているかは，そのプログラムの効果を左右します。このスライドは1985年に退役軍人病院の精神分裂病を患っている患者を対象としたデイケアを調べた結果です。効果があったデイケアと効果の少なかったデイケアを比べ，何がどう異なるかを調べました。

精神分裂病の治療

良好な経過
- 準専門職員による治療
- 社交的活動と技能習得活動
- おびやかされることなく受け入れられること
- 一生続けることのできる治療

不良な経過
- 博士号や修士号などを持っている専門職員による治療
- 集団精神療法
- 成功への期待が高すぎる
- 参加できる期間に制限がある

効果の少ないデイケアの特徴は，デイケアに関連している治療者が圧倒的に洞察を基礎とした個人療法や集団療法をしていました。これらのデイケアはまた，短期間の治療で職場に戻ったり，独立した生活に返るという期待感が非常に高く，これらの期待に反した患者は退院させられていたことがわかりました。

良好な結果をもたらしたデイケアの特徴は，やってくるクライエントを暖かく迎える環境で，お互いを比較したりせず，クライエントのニーズに従っていつまでもデイケアに通えるようになっていました。このデイケアのほとんどの職員が準専門職で，その人たちが毎日実際に使える具体的な生活の知恵や技能や簡単な人と人とのつきあいのコツなどを教えていました。暖かい環境の中でクライエントは少しずつ失った生活技能を再習得し，希望をもって安定した療養生活を送っていました。

心理社会的リハビリテーション（1） (E8)

心理社会的リハビリテーション（1）
- 一人一人のメンバーが自分のゴールを得ることができるように工夫されている
- メンバーを暖かく迎え、いろいろな活動に参加しやすい環境を作っている
- 種々のサービスが受けられるようになっている
- 仲間同士が助け合うことが奨励されている
- 地域に出て実際にいろいろな役に立つ体験ができるプログラムが仕込まれている

効果のある心理社会的リハビリテーションはいろいろなプログラムを提供し、メンバーがそこに来れば、仲間がおり、本来の自分自身を取り戻せる落ち着いた環境で生活技能を習える場所です。そこで提供されるいろいろなプログラムは，

●個人の長所，すでに持っている技能などを強化しながらゴールに向かって努力する。ここで言うゴールとは病気を直すということに固執しないが，症状などの障害物になっている物を取り除くこともリハビリテーションで取り扱う1つのプログラムです。

●直接的，間接的にいろいろなプログラムを提供する。例えば，法律的な問い合わせがあった場合，そこで直接に法律的相談にのれない場合は，どこかの法律事務所と連携したサービスがえられる。

●仲間同士の助け合いを促進する。例えば，リハビリテーションのメンバーがクラスのリーダシップをとったり，すでに取得した技能を未習得の人たちに教えるなどを奨励している。

●リハビリテーションで取り扱うプログラムはセンターでやることだけに限らず，時にはスーパーで実際に買い物をしたり，またメンバーが家主さんと交渉せねばならない時，職員が出向いて，メンバーと一緒に交渉するなどの柔軟性のあるプログラムである。リハビリテーションで学んだ生活技能は実際の場で練習してこそ身につきます。これは，どれだけ自転車に乗ることを本で読んだり，理論を聞いても，実際に練習しなければ乗れないのに似ています。

心理社会的リハビリテーション（2）

現実的な希望を持てるリハビリテーションは現在の機能に焦点を置くことです。過去に保持していた機能を何度も思い出させ，悲しむのは適切ではありません。それよりも未来に希望を持ちまし

心理社会的リハビリテーション（2）
- 現在の生活能力に焦点をおく
- いくつもの小さな段階をつけて，一度に1段階ずつ進む
- 希望，勇気，自己評価を向上させる
- 病状悪化があっても対応でき，その間も援助を続ける
- 一生を通してサービスを提供する

ょう。その希望も現実的な希望でなければいけません。もし私にメンバーの人が「そのうちに仕事につけるようになるでしょうか」と質問をすれば，「それは神だけがご存じです。だけど，あなたがそれを自分のゴールとしたいのであれば，一歩一歩，少しずつでもそれに向かって進めるようにプログラムを組みましょう」と私は答えるでしょう。

たとえ有名な歌手になりたいなどの非現実的なゴールでも，それはその人を奮い立たせ，勇気づけることになります。もし歌手になりたいと望んでいる人がいれば，その人のためにそのゴールを得るためのプログラムを組みます。歌手になるためには，精神集中力が必要であり，人間関係がうまくできなければいけません。また，いろいろなアポイントメントが守れるように，様々な活動に遅れないように訓練します。成功の鍵は小さなステップを区切り，その1つ1つを根気よく成し遂げてゆくことです。焦らないことが大切です。小さなことでも，それをやってみて成功すれば自信が出ます。この自信は次のステップにゆく希望と勇気を与えてくれます。今日の成功は長期的ゴールにつながっています。

精神分裂病を患っている人が希望を持つには，何かの課題を成し

遂げることです。何もやり遂げたことがない人に自信を持ちなさいというのが間違っています。その人が何かの課題を成し遂げた時に，努力ややればできるという自信を持たせてください。

　精神分裂病の実態は時には気分が良くなったり，また悪くなったりとの繰り返しがあります。再発が何度もあります。気分が良い時，悪い時を通してサポートを続けていくことが大切です。

メモ

雇用の可能性　　（E10）

精神分裂病は脳障害をもたらすので，発病する前に立てた人生のゴールを諦めなければならない場合がしばしばです。難しい課題はここで何が成功なのか何が到達点であるかを再検討し，現状に合った新しい定義を作り上げることです。

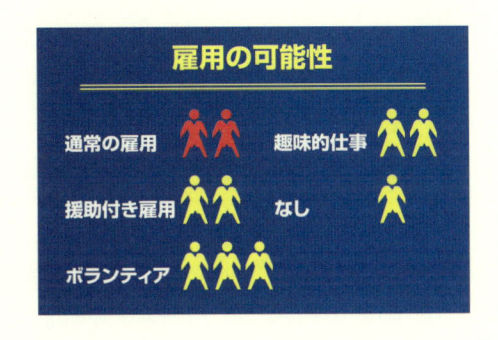

例えば，私はそのうちに職場にかえっていけるのでしょうか，仕事につけるのでしょうかとの質問が出た時に，仕事とはどういうことか考えてみなければいけません。フルタイムの仕事につける人は精神分裂病を患っている人の約20%です。

「仕事」という意味をもう少し広く解釈し，仕事とは他の人たち，意義ある商品またはサービスを作る作業であると解釈すれば，もっとたくさんの人が仕事につけます。この新しい定義で，支持的雇用，パートの仕事も含めば，また20%の人が仕事につけます。支持的雇用とは精神疾患を抱えている人の能力に従ってスーパーバイザーが仕事の分担を取り計らってくれる職場の環境を言います。後の30%の人は何時間かのボランティアができます。ボランティアの仕事によっては，例えばコンピューターの操作，など自尊心を向上させるボランティアの仕事もあるわけです。後の20%は奇麗な刺繍や民芸品などを作ったり園芸などの趣味をもてます。単に残りの10%のだけが，症状がひどいために，これらの活動も作業もできない状態にあります。広義の意味の「仕事」と解釈すると，精神分裂病を患っている人の90%が何らかの意義ある活動ができることになります。

リハビリテーション　163

生活技能は習得できるし保持できる　　(E11)

生活技能は習得できるし保持できる

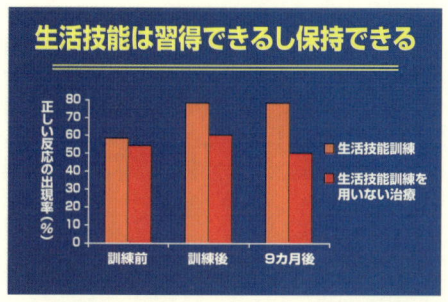

(グラフ：正しい反応の出現率(%) 0〜80、訓練前・訓練後・9カ月後、生活技能訓練／生活技能訓練を用いない治療)

　心理社会的リハビリテーションは生活技能の習得に重点をおいています。

　心理社会的リハビリテーションで使ういろいろな生活技能訓練は SST と呼ばれています。この学習技法は個人が持っている長所を利用し、欠如している技能を他の技能で補う方法をとります。精神分裂病を患っている人も生活やその他の技能を学び、それを毎日の生活で使用することができます。

　このグラフのオレンジ色の部分は生活技能をロールプレイで試した時に正しく振る舞ったパーセントです。具体的な状況でどのように振る舞えば良いかをロールプレイなどの学習技法を利用し何度も繰り返して練習します。ここで習得された生活技能は9カ月後も忘れずに保持されていました。

　赤色の部分は単にどんな状況ではどのように振る舞えば良いかを話し合うグループで、実際にロールプレイはしない群です。

　この2つの学習法を比べてみると、ロールプレイなど、いろいろな生活技能を実際に何回も繰り返し練習する学習技法が優っていることがわかります。ただ話すだけの学習法はあまり効果が見られないのがわかります。

　生活技能訓練は教える人がやり方を実際にやって見せ、それをモデルとして真似ます。ロールプレイを何度もやり、やってみた方法についてフィードバックをもらいながら、少しずつ生活技能を磨いてゆく方法です。この学習技法は精神分裂病を患っている人に特に効果があります。同じ学習技法が他の生活技能を学ぶことも使われます。

生活技能訓練は再発率を下げる　　（E12）

　生活技能が増えるとその人の人生が変わります。今までよりも友達が増えるばかりか、人間関係の質も向上します。生活能力が向上することにより、症状の減退と安定があり、再発する頻度が半分以下に下がるばかりか、再発があっても、軽くてすみます。

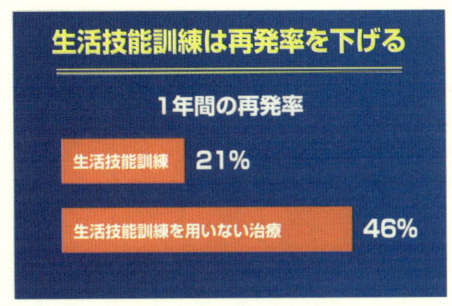

生活技能訓練は再発率を下げる
1年間の再発率
- 生活技能訓練　21%
- 生活技能訓練を用いない治療　46%

　生活技能訓練は最低9カ月を必要とします。心理社会的リハビリテーションから最高の利益を得るためには3年から5年かかると言われています。

　精神分裂病を患っている人は一生を通して継続したサポートやリハビリテーションが必要です。初めて心理社会的リハビリテーションの介入法が開発された当時は、これは効果が出ない介入法だと考えられていました。それはなぜかと言うと、精神分裂病を患っている人を心理社会的リハビリテーションに紹介し、参加しはじめると、症状が安定し、生活能力が向上してきますが、半年から1年通わせ、退院させると、習得した生活技能を少しずつ忘れていき、そのうちに元のもくあみになってしまうからです。

　その後、わかったことは、精神分裂病を患っている人はその人の一生を通してサポートや治療が必要であり、心理社会的リハビリテーションで習得した生活技能も、それを時々強化し、仲間との接触を通して生活技能などを使い続け、定期的に会って問題解決法などの技術の積み重ねをしなければいけないことです。これは外国語を覚えるのに似ています。スペイン語や英語を2，3年習っても、それを時々使わないと、そのうちに少しずつ忘れていきます。少しでも使っていると、いつまでもその言葉を使えるのと同じです。

目の見えない人への表示　　　　　　　（E13）

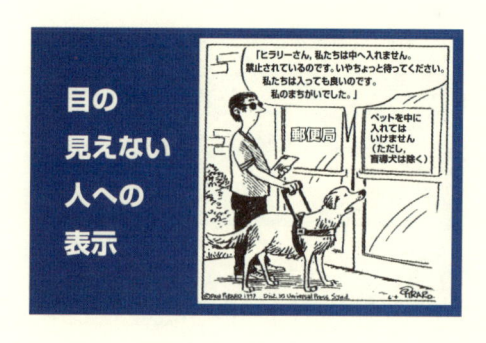

あらゆるトレーニングやサポートは，受ける側が学習できるように行わなければいけません。

この漫画を見てください。この掲示はこれを貼った人には都合が良く，わかりやすい方法ですが，目が見えない人には役に立ちません。治療者もこの郵便局長さんと同じ間違いをよく起こします。治療者は精神分裂病を患っている人に自分が勉強している方法で物事を教えようとする間違いをします。

この漫画では，盲導犬が掲示板を読んで，それを目の見えない人に解釈をしています。心理社会的リハビリテーションでは，精神分裂病を患っている人が理解できる様に，指導をしている職員が周りの環境について説明や解釈をします。また，精神分裂病を患っている人に一番適した学習法を使ってトレーニングをします。

次にトレーニングする上でもっとも大切な3つの学習法について説明します。

メモ

言語による習得　　（E14）

　学習法には「言葉での学習」と「行動での学習」の2つの方法があります。「行動での学習」（procedual learning）とは言葉での指示ではなく，教える人の行動を観察しそれを何回も真似て学習することです。ほとんどの人がこの方法で歩いたりダンスをしたりを学習します。テニスを習う時，コーチが「まっすぐ飛んでくるテニス・ボールをラケットで打とうとしているのを頭で想像して，そのとおりに腕を動かしてください」と指示を出すことがあります。それを何回か繰り返しながらテニス・ボールの打ち方を練習します。これも「行動での学習」です。

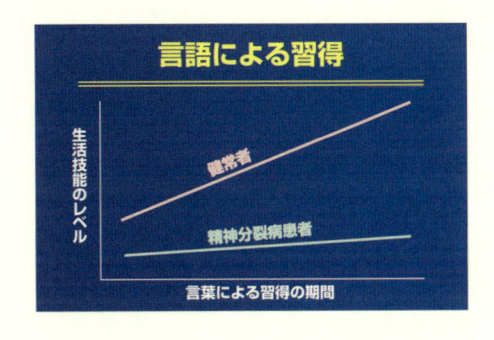

　真の「行動での学習」は言葉を全然使わずに何かを覚えることです。全く言葉を使わずに，「行動での学習」だけで覚えたことは，言葉での説明が難しいです。例えば，私が父にネクタイの結び方を教えてくれと言った時，父は，「口では説明できないけど，結ぶのを見て覚えなさい」と言って結び方を教えてくれます。このようにして覚えたネクタイの締め方は，他者にはなかなか口で説明できません。「私がやってるのを見て覚えなさい」と言われて学習することを「行動での学習」と言います。

　「言葉での学習」は言葉と概念を使って学習する方法です。もし「言葉での学習」法を使えば，言葉で説明し，それを成し遂げ，どのように成し遂げたか他者に言葉で説明することもできます。また少し工夫もできます。私がここで説明していることはこの「言葉での

リハビリテーション

学習」です。

　精神分裂病を患っている人にとっては、「言葉での学習」は非常に難しく、「行動での学習」の方が学びやすいと言われています。一般的に言って、精神分裂病を患っている人はそうでない人に比べ、ぎごちないのですが、何回も繰り返して行動で覚える方法ではなく、「言葉での学習」だけで何かを覚えようとしても、あまり上達がありません。

メモ

行為による習得 (E15)

精神分裂病を患っている人の「行動での学習」能力は比較的失われていません。健常者に比べて，精神分裂病を患っている人は覚えるのに時間がかかったり，ぎこちなかったりしますが，何回も繰り返して覚えればそれを学習できます。焦らず，十分に時間を与えて，何回も繰り返せば，かなりうまく覚えることができます。

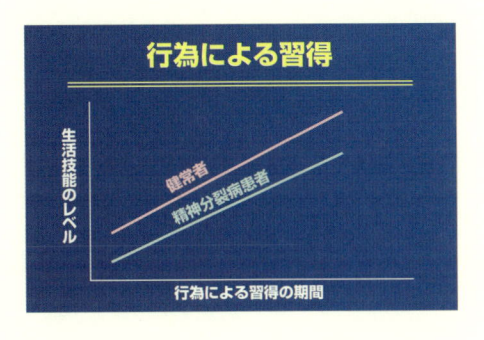

効果を出している心理社会的リハビリテーションでは，
- ほとんどの場合この「行動での学習」法を使っている
- 言葉での学習は控え，何回も繰り返す方法を使う
- 指導者のやることを観察し，それを真似，習得する方法
- 人とのつきあい方をロールプレイなどをしながら練習する
- クラスで何回も練習して，最後にスーパーやデパートなどで覚えた事を実際に使ってみる。

問題なのは，治療者は「言葉での学習」法が自分にとっては覚えやすいので，つい「言葉での学習」法を使って教えようとします。精神分裂病を患っている人も治療者が言葉で説明している時，よくわからなくても，馬鹿だと思われたり非協力的だと思われたくないので，本当はわかっていないのだけれども，ついつい相づちを打ち，「はい，わかりました」という意思表示を出します。それで最後に何も学習できていなくて，みんながびっくりしてしまいます。

精神分裂病を患っている人が都市より地方での生活環境に順応しやすいのは，都会での生活は言葉での学習が多く，地方での生活で

はもう少しのんびりして、行動での学習法が生活の中に生きているからです。これは工業社会と農業社会の場合でも言えます。農業を中心とした社会では、皆、手で覚える課題がまだたくさんあります。このために精神分裂病を患っている人は農業を中心とした社会では、自分の役割を見つけ、「自分も大切な共同体の一員」であることを知り、その分だけ生活がしやすいわけです。

　症状が安定し、自信がつけば、言葉と行動を交えての学習法を使います。行動での学習法だけでは不十分な場合があるからです。

メモ

必要とされる生活技能のレベルまでの習得過程(E16)

このグラフを悲観的に見れば，精神分裂病を患っている人は健常者に比べて行動（performance）することに時間がかかり，その質も落ちると言えます。しかし，考えてみると私達の毎日の生活の中で，物事をうまくやるとか速くやるとかはあまり意味がないことが多いと気づかれるでしょう。例えば，カー・レースの選手は車を速く巧みに運転できますが，私達の毎日の生活ではカー・レースの運転の巧みさはあまり役に立ちません。毎日の生活内での行動はある程度の技能があれば十分です。

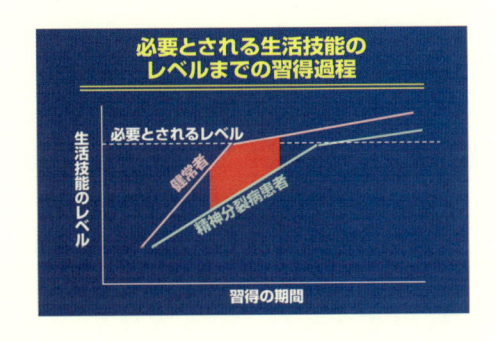

このグラフの楽観的な見方は，精神分裂病を患っている人も，十分な時間と繰り返しの練習をすれば，毎日の生活に必要な程度にほとんどのことを習得できるということです。

注意しなければならないのはこのグラフの赤い部分です。この赤い部分は精神分裂病を患っている人がまだ学習している課題を十分に完了していない状態です。この時点で危険なのは，健常者に比べ学習が遅いということで，十分に学習できる前にその人が諦めたり，周りの人が諦めることです。精神分裂病を患っている人が仕事に就いた時，仕事を覚えるのが他の人に比べ遅くて解雇されたりするのはこの赤い期間です。

近年の精神障害者のための職業訓練法はこの事の大事さを認識しています。精神障害者が現場で仕事の訓練を受ける時にジョブ・コーチが付き添う場合があります。ジョブ・コーチは精神障害者が仕

事を十分に習得できるよう援助し，また精神障害者の習得の遅れで生産が遅れ，雇う側が損をしないように，ジョブ・コーチは遅れた分だけ生産します。ジョブ・コーチのもう1つの役割は精神障害についての正しい情報を雇い主に与え，精神障害者にとって一番適切な学習法を伝え，仕事を覚えるのに必要な時間を十分に与えるよう交渉することです。一度，仕事を習得すれば，精神分裂病を患っている人は健常者に比べ欠席日数が少ないことが報告されています。長期的な展望から見ると，雇う側にも得になるわけです。

メモ

複雑な作業の習得 　　　　　（E17）

　第2の学習法は「間違いのないの学習法」です。この学習法はモチベーションの欠陥を補います。

　精神分裂病を患っている人は2つのモチベーションの欠陥があります。

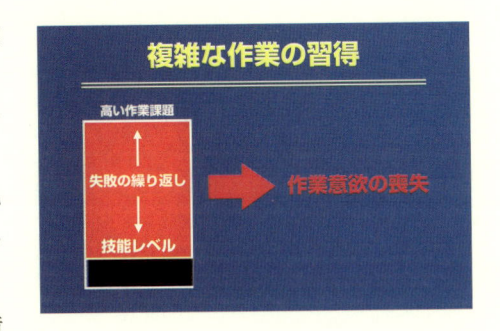

　その1つは前頭葉の障害からくる陰性症状によるモチベーションの欠陥です。

　もう1つは心理的な原因です。何回も失敗が重なるにつけ，やる気がなくなったモチベーションの欠陥です。これは学習されたモチベーションの喪失と言えます。工業国においては複雑な技術を習得することを要求されます。

　精神分裂病を患っている人は健常者に比べ，脳障害のために，これらの複雑な技術を習得せねばならない時に時間がかかり，能率が上がらず，とまどいます。一生懸命学習しようとしても，初めは10％から1％ぐらいの正確さでしか仕事ができません。自分は敗北者であると思い込みます。自分の能力に悲観的になり，諦めてしまいます。これが何回も繰り返されると，そのうちに疎外感，引き込み，そしてやる気がなくなります。当然のことです。この現象は精神分裂病を患っている人が陥る落し穴です。

　われわれ工業国は生産率の基準が高すぎます。同時に非常に複雑な課題を短時間に習得することを要求しすぎます。この傾向は少しでも脳障害のある人にとっては失敗する処方箋です。

間違いのない習得法　　（E18）

> **間違いのない習得法**
> ・複雑な作業課題はいくつもの部分に分けて単純化し，初めての試みでも90％は成功できるようにする
> ・単純化した作業課題を連続して10回，100％成功できるまで練習する
> ・いままで習得した作業課題を少しだけ複雑化し，最初の試みで90％成功できる程度にする
> ・上の2番目と3番目を最初に設定された作業習得ができるまで繰り返す

　これらの2つの原因で起こるモチベーションの喪失は，新しいことへのチャレンジに初めから拒否的です。そしてそれは自己敗北的な自己暗示をかけてしまいます。「どうせ私がやっても失敗するばかりだから，やらない方が良い。それをやっていないから，自分は何もできないのだ」と。

　複雑な課題を最後までやり続けるには，その間その過程において，1つひとつの部分において成功しなければなりません。

　「間違いのない学習法」は，複雑な課題に取り組む場合は，その課題をいくつもの小さな部分に分け，その1つの部分を独立した1つの課題として，完成し，習得していく学習法です。この方法だとかなり複雑な課題ができます。ちょうど高い石段を一歩一歩ずつゆっくり上っていくようなものです。高い石段を見ると，私にはとても上まで行けないと思うけれども，無理をしないで1段ずつ登れば，いつのまにか頂上にたどり着くのに似ています。

　新しい実験によれば，何年も病院に入院しているかなり重症の人でさえも，課題を細かく分けて学習させると，かなり複雑な事柄も習得できることがわかりました。

意欲を高める (E19)

新しい学習法は複雑な課題を小さく細分化することにあります。どの程度細分化するかは，個人がどの程度のことがその時点でできるかによります。最初何回かやってみて，その課題に成功すれば，その人は勇気づけられ，やり続けることができるでしょう。モチベーションや私にもできるという自信（自己効力感）は時間をかけて積み上げていくものです。とくに今まで何もする意欲や自己効力感をもっていない人が何かを始める時は，細心の注意を要します。少ししか残っていない火種を使ってなかなか燃え尽きにくい薪に火をつけようとする努力に似ています。小さな火を消さないように，濡れている薪を少しずつ乾かし，根気よくする作業です。

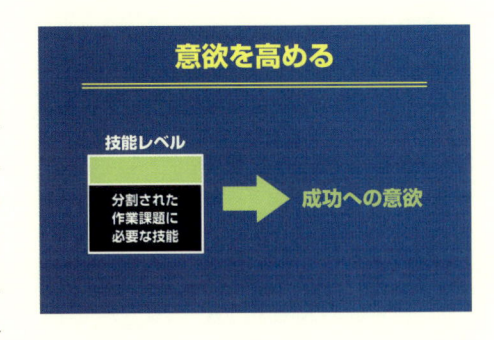

この学習法の欠点は非常に時間がかかるということです。この学習法で精神分裂病を患っている人を訓練するには長い時間と根気と大きな費用がかかります。

幸いなことは，精神分裂病を患っている全部の人がこの「間違いのない学習法」を必要としていないことです。精神分裂病を患っている人も千差万別で，意欲や自己効力感も個人差があります。現在の心理社会的リハビリテーションではいろいろな工夫がなされ，最初に開発された「間違いのない学習法」より，簡単で費用があまりかからない方法を使用しています。課題の細分化はリハビリテーションの専門家の役割です。このリハビリテーションの専門家は，課題に取り組んでいる人の努力を認め，強化し，またどんなに小さな

成功でも見逃さず，それを認識し，本人が自分の成功に気づくよう努めます。長い間失敗ばかりしていた人は「自分でもやれる」という気持ちをいつの間にか忘れています。これを思い出させ，信じられるようになることが大切です。

　この学習法を使えば，ほとんどの人が満足できる社会生活や職業生活に必要な技能を習得できます。

メモ

強化について (E20)

3番目の学習法は努力をいろいろな方法で強化することです。この表には強化の種類と例が書いてあります。精神分裂病を患っている人に何かを習得してもらいたいのであれば，そのコツは正しいことをやった都度に褒めてあげることです。私達は人に物を教えるとき，褒めたり，注意したりして教えるのが普通です。しかし，精神分裂病を患っている人を教える時は，この教授法は適切ではありません。褒めることと批判を混ぜた教授法では，精神分裂病を患っている人は批判だけを受け取る傾向があるからです。褒め言葉を砂糖で包んだ毒と同じように精神分裂病を患っている人はとるのです。貴方がパーティーに行き，誰かに「あら，あなたのドレスすてきー。やっぱり昨年流行したドレスってすてきね」と言われた時のあなたの反応と同じです。

新しいことを習得し，それを繰り返して欲しいときは，全体の10％でも1％でも正しいことをしたら，褒めてあげることです。絶対に批判をしたり，これはこうすればなどと助言はしない方が良いのです。あらゆる批判は意欲を削ぎ，せっかくの努力を諦めてしまう恐れがあるからです。

その人が二度目にやる時に，その人と一緒にそれをやり，先ほど言った「行動での学習法」を使って教えることです。

例えば，あなたの息子さんがある日，庭に出て落ち葉を掃きだしたとします。しかし，途中で疲れて，掃いた落ち葉をそのままにし

て，家の中に戻ってきたとします。そのうちに，風が出て，せっかく掃いた落ち葉を庭中に吹き飛ばしてしまいました。こんな時は，息子さんが庭の落ち葉を掃いたことを感謝し，褒めてあげます。次の日にまた，息子さんが庭に出て落ち葉を掃きはじめたら，あなたも一緒になって掃除し，息子さんが掃いた落ち葉をプラスチックのごみ袋に入れ，今度は息子さんにごみ袋を持ってきて掃いた落ち葉を入れてもらい，あなたと掃くのを交替します。そして息子さんに対し感謝し，褒めてあげます。これを何回か繰り返すことで，落ち葉を掃けば，ごみ袋に入れることがわかってくるわけです。

メモ

支持グループは乳癌患者の生存期間を延長する(E21)

心理社会的リハビリテーションは生活に必要ないろいろな技能を習得する場だけでなく,仲間との接する機会であり,お互いに援助しあう援助グループになります。自然に友人関係が生まれ,仲間意識ができ,それと同時に種々の活動を共にするようになり,すでに習得した生活技能に磨きをかけることができます。「仲間である」という意識はお互いの間の緊張感を弱め,仲間とつきあうことの楽しさや喜びが出てきます。このような環境の中で援助グループを作り,いろいろな事を話し合い,援助し合います。

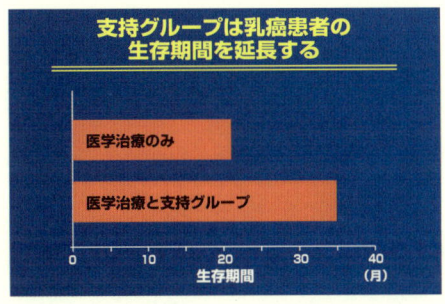

精神分裂病は身体的に説明できる病気ですが,周りからの社会的援助は病気自体に大きな影響を与えます。このグラフは国立癌センターでの研究発表で,女性の乳癌が他の身体の部分にまで広がったケースです。この研究に参加した患者の全員が癌の末期状態です。半数が現在得られる医学治療で一番効果的な治療を受けました。残りの半分は同じ治療と援助グループの治療を受けました。その結果がこのグラフです。援助グループに参加した女性は,参加しなかった女性と比べて15カ月以上も長生きしています。

援助グループで話し合う事柄は癌についてであり,薬のことであり,副作用であり,症状であり,医者や看護婦さんとのやりとりであり,家族や職場の同僚との関係などです。これと同じことが精神分裂病を患っている人たちのための心理社会的リハビリテーションでの援助グループでもなされます。

では次に,心理社会的リハビリテーションにおける家族の役割について話します。

ケアマネージャーの役割 (E22)

ケアマネージャーの役割
- 協力してリハビリテーションのゴールを設定する
- クライエントを信頼し, 勇気づける
- 住み良い生活環境を獲得する
- 生活に必要な資金を確保する
- 治療や社会資源とつなぐ
- 治療をモニターする
- 信頼され安定した支えとなる

　一人一人が自分自身のケースマネージャーであることが理想です。現実は, 脳の機能障害のために生活に必要な問題解決や判断が困難で, 自分のケースマネージャーになることができません。

　理想的なケースマネージャーは, 初めにクライエントに自分の療養のゴールについて考えさせ, ゴールをクライエントとの共同作業にします。クライエントの療養へのゴールが明らかになると, それを細分化します。できることは自分でやるように進め, できないことはケースマネージャーが援助しますが, なるべく自立心が育つように取り計らいます。ケースマネージャーは中間施設などの住む場所, 適切であればアパート, 生活保護, 治療資源などへも連絡をとる場合があります。精神分裂病を患っている人の一生を通して, ケースマネージャーが援助することが理想的です。

　治療組織において, ケースマネージャーの援助が得られ, このスライドに見られるすべてのサービスが得られるのが理想ですが, 多くの精神分裂病を患っている人が予算の問題などでこれらの一部のサービスしか受けていません。ケースマネージャーがいても, 時には80人, 100人の人たちの世話をしている場合があり, 十分なケースマネージメントができていないのが現状です。このようなわけで, この欠如を補うために, ケースマネージャーと家族は協力してやっていくことです。

治療のモニター (E23)

多くの場合，家族が治療のモニターをしています。これはPTAの場合と似ています。治療者（教諭）が治療（教授をする）をします。家族は子供の特有なニーズが満たされているという確認をしま

> **治療のモニター**
> ・医療，出費，収入などの記録をとる
> ・有能な医師や医療機関を確保する
> ・治療計画に加わる
> ・協力して緊急時の計画を立てる

す。精神分裂病を患っている人はいろいろとその人特有のニーズがあります。そのニーズが満たせるよう家族が交渉しなければならない時があります。

治療のモニターの中で最初にしなければならないことは，今までの医療に関する記録を揃えることです。精神分裂病を患っている人はあちこちで様々な治療を受けているので，それらの情報を集め保管しておくことが大切です。現在，または過去においてどの治療法，薬が効果があったかなどは新しいプログラムで治療を受ける時に非常に大切な情報です。

お金に関する記録も大切です。保険のこと，国からの補助，何時，いくら，何の理由でもらったか，停止された理由などもくわしく保存していることが大切です。これらの情報は後で，家屋，無料のサービスなどが必要になった時に役立ちます。

多くの場合，治療計画に家族が関与することは必要です。どの程度関与するかは，精神分裂病を患っている人がどの程度現実的な療養のゴールを立てることができるかや，どの程度家族からの援助を必要としているかによります。良好な結果は本人，家族，治療者が治療と療養のゴールに同意でき，また誰が，何を，どの程度やるな

リハビリテーション

どの役割の分担に同意し同じゴールに向かって協力しあうことにかかっています。

　危機介入計画を立てるのは症状が安定し，この計画に本人が積極的に参加できる時が一番最適です。再発が起きるのが普通なので，本人，家族，治療者が十分に相談し，再発による脳や他の損傷，再発期間，症状の激しさ，再発が与える影響を最小限度に食い止めるよう事前に計画を立てておくことが最善です。ほとんどの再発は服薬量を上げ，ストレスを下げることにより最小限度に食い止めることができます。

メモ

質の高いケア (E24)

なんでも同じですが、ケアの質は施設や病院によって異なります。治療を受ける所を選択することは大切です。

当事者に一番向いた医者、診療所、中間施設を選びましょう。いろいろ

> **質の高いケア**
> ・精神分裂病を専門に治療している
> ・治療や介入が本人のニーズや性格に合っている
> ・治療や介入に本人や家族の意見を取り入れる
> ・現実的な希望をもっている
> ・よくなる為に努力できるような刺激を与える
> ・一生を通しての治療やリハビリテーションを提供する

と毎日の生活について細かく指示をする中間施設は反抗的な人には向かないでしょう。おっとりしていて優しすぎるお医者さんは非常に消極的な人には適しないかもしれません。どんなに評判の良いお医者さんや診療所でも、本人や家族と協力的に治療を進めていかない所は思うような治療結果が出ないかもしれません。

その人に最適なプログラムでは今日ここで話しているようなサービスをしてくれます。

最適な治療者や診療所を見つけるには、次のような方法をとってみるのも良いでしょう。

●NAMI（全国精神障害者協会）のメンバーの家族に相談する

●大きな大学病院や保健所あるいは精神保健福祉センターに問い合わせてみる

●医療に関する職業に就いている知人に尋ねてみる

●実際に診療所や中間施設を訪問し、そこの職員やクライエントにいろいろと質問してみる。

リハビリテーション・プログラム (E25)

> **リハビリテーション・プログラム**
> ・点字訓練施設のようである
> ・習得できる機会をたくさん提供している
>   特殊な技能を教えている
>   仲間同志での学習と練習の機会がある
>   宿題とそれについてのフィードバックがある
>   現実の社会で応用する機会がある
> ・勇気づけてくれる指導者がいる
> ・家族を支援し、また家族から支持されている

　精神分裂病を患っている人のためのリハビリテーションでは先ほど話した「行動での学習法」、「間違いのない学習法」また、個人がすでに持っている長所を生かしての生活技能を使ったリハビリテーションのプログラムを組んでいます。精神分裂病におけるモチベーションを下げる原因が2つあることをよく理解し、学習をする際に正しい行動を強化すること、励ますこと、および希望を植えつけることを基礎として学習法を使います。また治療のゴールを考える上で、本人と家族の意見を取り入れて治療計画を立てます。

　精神分裂病を患っている人は生活をしていくめどがないかもしれません。そのような人には、心理社会的リハビリテーションの一環として、障害者のための生活保護を世話し、居住施設またはアパートを探し、医療サービスと連絡をとり、他の種々の必要なサービスが得られるように援助します。またその人は、リハビリテーションのゴールを設定し、そのゴールを達成するために治療がどのように役立つかを理解するのにも援助が必要かもしれません。本人が必要としているサービスを得るためには家族はリハビリテーションの職員と一緒になって努力します。

　家族はPTAの中での役割と同じように積極的な役割をもっています。家族は患者の特有なニーズに合うプログラムを見つけます。家族が治療とリハビリテーションにどの程度関与するかは、本人がどの程度自分の治療と人生に責任をもてるかによって決ります。

リハビリテーションは参加者の独立心を育て，できるだけ様々なことを徐々に自分でできるようにプログラムを進めます。
　次のクラスでは回復を進めるため，再発予防のために家族に何ができるかについて説明します。

メモ

家族の役割

回復に必要な家族の態度と技能　　（F1）

　今までは精神分裂病とその治療について話をしてきました。それを要約すると，精神分裂病は誰かがその原因を作ったのではなく，身体的，体質的な原因による病です。一度発病すると，いろいろなストレス，刺激的な環境，違法薬物に非常に敏感に影響されます。抗精神病薬は症状を軽減することに効果があり，また再発を軽くし，その頻度を少なくします。また抗精神病薬は脳機能の破壊を回復します。症状が安定すると，長期的に心理社会的リハビリテーションに参加し，失われた生活技能を再習得しなければなりません。家族は原因を作ったのではありませんが，病気の経過には大きな影響を及ぼします。

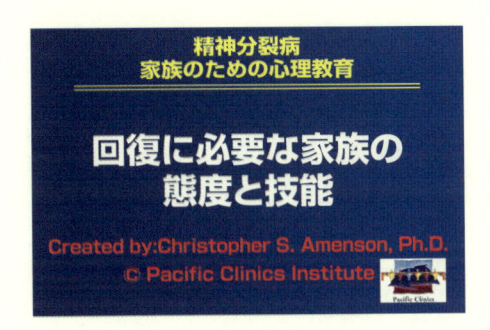

　この章では，精神分裂病を患っている人の治療結果がさらに向上するための，家族が得られる新たな態度や生活技能についてお話しさせていただきます。

メモ

家族が精神分裂病の原因ではない　　　(F2)

家族が精神分裂病の原因ではない

精神分裂病のニーズに合う家族の態度と技能

精神分裂病のニーズに合わない家族の態度と技能

すべての子供の1％は精神分裂病を発症する

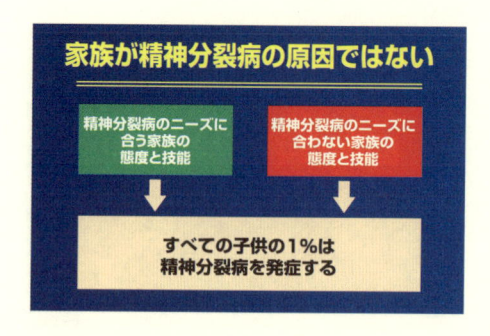

初めに，もう一度言いたいことは，家族が精神分裂病の原因を作ったのではないということです。この病は身体的なものが原因で，民族にかかわらず，家族の貧富にかかわらず人口の1％の人がこの病気になると報告されています。

精神分裂病を患っている人は認知障害があり，ストレスに対して異常に敏感に影響されるため，生活上の特別なニーズがあります。従って精神分裂病を患っている人に適切な家族環境，不適切な家族環境があります。

今日のクラスでは，精神分裂病を患っている人に適切な家族環境の要因を「治療的」と呼び，不適切な家族環境の要因を「非治療的」と呼ばせていただきます。

今日の話で誤解して欲しくないのは，どの家族環境が悪いとか良いとか言っているのではなく，どのような家族環境が精神分裂病を患っている人に向いている，いないと言うことを話していることです。

例えば，家族に視覚障害の人がいれば，頻繁に部屋の模様替え（部屋の家具の場所を変える）をするのは適切ではありません。目の見えない人がせっかく家具の配置に慣れた時にそれを変えると，非常に混乱を招くからです。また，電気をいつも消していることは家族全員が視覚障害であれば別に不適切ではありません。すなわち，家族がどんなニーズを持っているかによって家族環境の適切・不適切

が変わるわけです。

どのような家族環境、文化的な環境が精神分裂病を患っている人に適切かまたは不適切かの要因がいろいろな研究の結果明らかになってきました。しかし、ここで明らかにされた不適切な家族環境の要因は、病気の原因になったのではありません。適切な家族環境でも不適切な家族環境でも、両方の家族から同じように1％の精神分裂病を患っている人が出ています。

メモ

刺激の増強は精神分裂病に有害である　(F3)

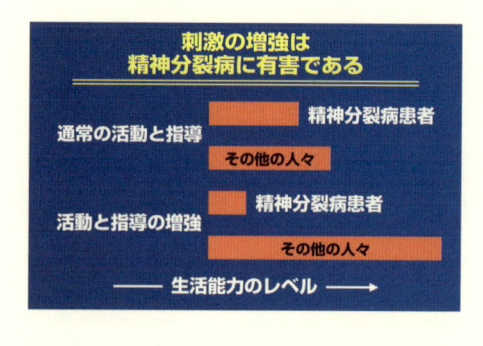

[図：刺激の増強は精神分裂病に有害である
通常の活動と指導——精神分裂病患者／その他の人々
活動と指導の増強——精神分裂病患者／その他の人々
→ 生活能力のレベル →]

　精神分裂病を患っている人には特別なニーズがあります。彼らに治療的な家族環境は,

●毎日の生活が決まっており,あまり変化がない

●一人一人の家族の役割が明確なこと

●刺激が少ない

●ゆったりしており,急に何かが起きることがない

●家族同士がお互いに我慢強く,お互いの気持ちを強く刺激することが少ない

●現実的なゴールに従って少しずつ,一歩一歩努力している

　精神医学の専門家や研究者がこの「治療に適した」家族環境の要因を明らかにするまでには,長い年月と様々な失敗もありました。過去には,精神医学の専門家たちは地域居住施設や診療所で職員をなるべくたくさん増やし,精神療法を増やし,いろいろな活動を増やし回復への期待感を上げれば,治療を促進すると考えていました。確かにこういったことをやると,精神分裂病でない人にとっては非常に利益がありましたが,精神分裂病の人はかえって症状が悪くなりました。早く治るよう期待されることは実際には刺激が強すぎ,精神分裂病を患っている人のすでに弱体化している対処能力をかえって圧倒してしまったわけです。

　これは,全然刺激がないほうが良いと言っているのではありません。あんまり刺激がないと,精神分裂病を患っている人も植物化し

て，萎えてしまいます。普通の家族環境の刺激よりも少し低めの刺激が「治療的」であると言うことです。普通の刺激より強い家族環境は，精神分裂病を患っている人にとって「治療的」ではありません。そのような環境では，症状が不安定になり，再発しやすくなります。

メモ

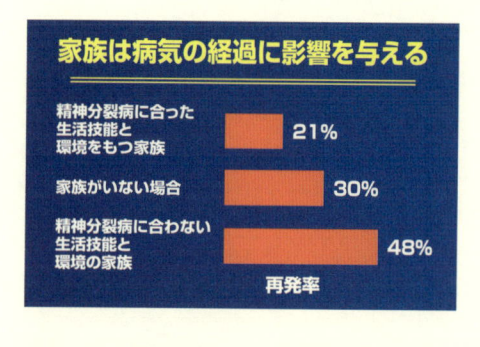

家族は病気の経過に影響を与える　　(F4)

家族は病気の経過に影響を与える

- 精神分裂病に合った生活技能と環境をもつ家族　21%
- 家族がいない場合　30%
- 精神分裂病に合わない生活技能と環境の家族　48%

再発率

　いろいろな研究の結果，家族の生活環境が治療に適した環境であれば，薬物治療を受けている人の再発率を30%から21%まで減らすことができるとわかっています。同じ研究では，もし家族の生活環境が治療に適していなければ，再発の率を30%から48%に上げると報告しています。

　これらの研究は，精神分裂病を患っている人の療養生活における特殊なニーズと家族生活環境が大切なことを語ってくれます。不幸なことに，家族の生活環境が精神分裂病を患っている人の治療に適していない場合は，再発が起きた時に責任感を感じたり，何か悪いことをしたように感じます。実は，普通の家庭で十分に刺激があり，皆が冗談を言ったりふざけたりしている健康な家族生活は，精神分裂病を患っている人の治療には不向きなのです。

　家族の生活環境が精神分裂病を患っている人の治療に適していないから悪い家族生活環境であると決めつけるのは，例えばスライドを使った教授法が視覚障害者に不向きだから悪いと決めつけるのに似ています。

家族環境はたくさんの要因と相互に影響し合っている (F5)

家庭の空気はいつも一定の状態に止まっているのではなく，家庭で起きている様々なことに反応して変わるのが普通です。もし，病気の状態が軽く，治療を受ければすぐ治るのであれば，周りからの援助も得られ，問題は少なくてすみます。しかし，精神分裂病の場合は症状が不安定で，病気の人が思いがけないことを言ったり，したりするので，家庭の空気もそれに反応します。治療を受けさせようとしたり，入院させようとします。しかし，本人が治療を拒否したり，治療が効果的でなかった場合は，それに対処できなくなることもあるわけです。そうなれば，時にはお医者さんや他の精神保健に携わる人たちから叱られたり，周りから変な目で見られたりします。家族は当然ながら腹を立てたり，罪意識に苛まれたり，意気阻喪したりします。症状が活性化し，当人も家族もどうして良いかわからず，そのために家族関係が悪化し，家族の対処技能レベルがさらに落ち，悪循環が始まったりすることもあります。

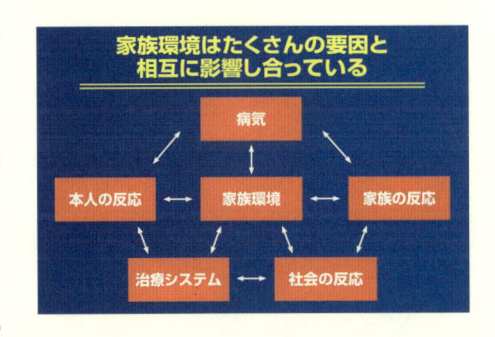

この悪循環を破るには，

1. 家族が精神分裂病を患っている人の特有なニーズを知り
2. 効果のある治療が得られ
3. 精神保健の専門家や社会一般が精神分裂病を患っている人やその家族を援助すること

が必要です。

家族は患者のニーズに合った生活技能を習得することができる (F6)

家族は患者のニーズに合った生活技能を習得することができる

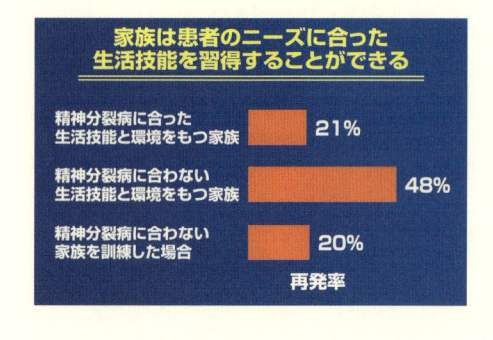

	再発率
精神分裂病に合った生活技能と環境をもつ家族	21%
精神分裂病に合わない生活技能と環境をもつ家族	48%
精神分裂病に合わない家族を訓練した場合	20%

精神分裂病を患っている人のニーズと家族の生活の空気が合わないと再発が起こりやすくなります。この治療に向かない家族の気風は持ち前のものではなく、学習したものであると言われています。

ほとんどの家族は治療を援助できます。治療に合わない気風がある家族でも、治療に合った家族生活技能を一部分でも習得し、再発率を20％まで落とすことができます。家族は単に精神分裂病についての知識を増やし、回復に適した、再発を抑えるコミュニケーションの仕方などを習得すればよいのです。

言うのは簡単ですが、実際に行うのは生やさしいことではありません。精神科医でも精神分裂病を治療できるようになるには何年も大学で勉強し、臨床経験を積んでこれらの技術や知識を得たのです。個人が心理社会的リハビリテーションから最大の利益を得るためには3年から5年かかると言います。同様に、家族が治療に貢献できるまでには、時間と技能を繰り返し練習することが必要で、そして少しずつ病気を患っている人のニーズに合った家族の雰囲気だとかコミュニケーションの方法がわかるようになるのです。

治療に役立つ家族　　　　　　　　(F7)

どんな家族の要因が療養生活に適しているかはよくわかっています。いくつもの研究が確認していることです。

治療に役立つ家族
- 病気をもった人として受け入れる
- 症状は病気が原因であることを認識する
- 現実的で達成することのできるゴールを立てる
- 家族の交わりには病気を患っている人も一緒になって行なう
- 適切で愛情のある距離を保つ
- 静かな家庭の雰囲気を保つ
- 病気を患っている人の努力を十分に褒めてあげる
- 具体的な指示とフィードバックを与える

ここに書いてあることは回復に適した状況に似ています。励ますこと、受け入れること、普通の生活をする機会を与えることです。また、これは心理社会的リハビリテーションでの学習条件（低い刺激、細分化、現実的な見通し、頻繁に褒めることなど）にも似ています。

これらの要因が似ているのは病気が同じだからです。精神分裂病を患っている人は特殊なニーズがあります。精神医学の専門家、家族、社会一般がこれらの精神分裂病を患っている人の特殊なニーズを満たすことができれば、病気を患っている人も回復に向かって療養できるわけです。

それでは、今からこれらの要因について詳しく説明します。

メモ

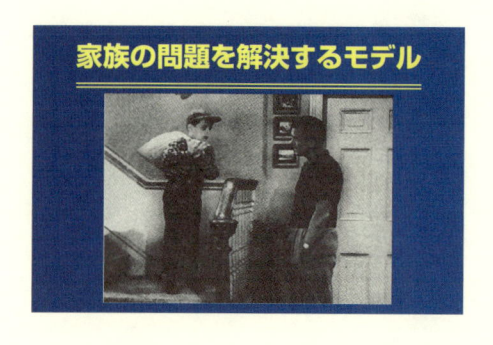

家族の問題を解決するモデル　　　(F8)

家族はいろいろな技能を持っています。日常起きるほとんどのことを処理できます。これらの生活技能は親から学んだり，周りの人たちから学んだり，時には映画やテレビの番組からも学びます。

この写真は，「ビーバーにお任せ」というテレビ番組の1コマです。ここでは，8歳のビーバーが家出をしようとしています。ほとんどの親は8歳の子供が家出をしようとしている時にどのようにすれば良いか知っています。しかし，35歳になる精神分裂病を患っている娘が何の用意もなく家を出ると主張したら，どうしたら良いのか戸惑います。精神分裂病を患っている人が家族にいて，日々いろいろと直面することは誰も教えてもらえなかったような事柄です。戸惑い，当惑することばかりです。

この章で学習することの危険は，新しい生活技能を教わることにより何でこの方法を初めから使わなかったのかと自分を責めたり，罪意識を感じることです。いつの場合でも，その時点において自分で正しいと思ったことを一生懸命することしかないのだということを認識してください。今まで精神分裂病を患っている人のために一番良いと思ったことを愛をもって一生懸命やってきたと認め，自分を労わってください。そして，これからは今までよりも良い方法で対処できると信じてください。

治療に役立つ物の見方　　　　(F9)

最初の技能は，微妙ですが非常に大切な家族の態度です。精神分裂病を患っている人を抱えている家族は今までの苦労から，将来に対して非常に悲観的な態度になってしまいます。精神分裂病を患っている人のほとんどが発病前に立てた人生のゴールを断念しなければならず，本人，家族ともども，絶望してしまうことがあります。しかし，失われたものに囚われていると絶望感がさらに喪失感を強化し，身動きがとれなくなってしまいます。本人のためにも，過去のゴールはなかったように振る舞わなければいけません。家族がしなければならないことは，精神分裂病を患っている人をそのままに価値ある人間であると受け入れてあげることです。

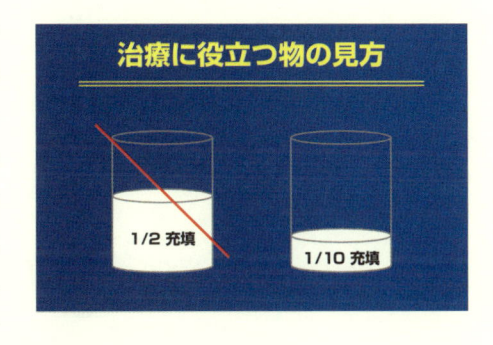

図の左側の絵を見てください。「このグラスにはミルクが半分入っている」と見る人は「半分空だ」と見るより幸いな人だと言いますが，精神分裂病の場合はそれでは不十分なのです。もっと適切な比喩は右側のグラスには十分の一しか入っていないけれども，それを感謝していただく態度です。

精神分裂病を患っている人をその人のありのままに受け入れる態度を示すために，その人を個人の価値観や考えが当然ある１人の大人として対応してください。本人は子供ではなく，ハンディキャップをもった大人だからです。プライバシーを尊重し，服装や身なりの選択の自由を認め，他の子供と同様に精神分裂病を患っている人のことも愛をもって親類や知人との会話や手紙の中で触れてくださ

い。また，他者とのいざこざがあってもあまりかばったりせず本人にまかせるようにしてください。精神分裂病を患っている人を恥ずかしがって他人に会わせないようにするのではなく，普通に社交の場にも出られる機会を与えてください。

メモ

家族行事は他の家族と比べる機会となることがあり注意が必要です　（F10）

　精神分裂病を患っている人を他の人と比較するのは注意しなければいけないことです。精神分裂病を患っている人が他の人と比較されると，非常に傷つきます。すでに分裂病のために発病以前の夢をなくしている人が，他の人と比較されれば，耐え難い屈辱を感じます。本人ができることをそのまま受け入れてください。本人に課されたハンディキャップに負けず，生きようとしている勇気を認めてあげてください。本人が持っている長所や技能を本人自身が認識できるよう援助してください。

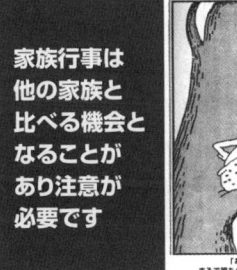

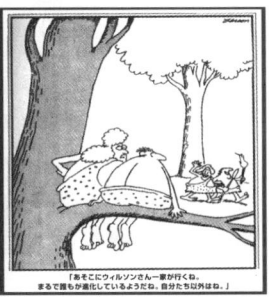

〈過去と将来のゴールおよび夢の対処方法〉

　●喪失を悲しんでいるのであれば，悲しむべきですが，本人の前では悲しまないことです

　●兄弟や友達などの業績と本人を比較しないこと。過去のものになった発病前の人生のゴールや夢を本人の前で話さないこと。

　●もし，「そのうちに私も仕事に行けるの」とか「私も結婚できるのかしら」などの質問を受けた場合は「そうね，それは神様だけしか知らないんじゃないかしら。あなたが結婚（仕事）したいのなら，お父さんやお母さんたちはあなたが結婚できるように努力するのを手伝ってあげますよ」などと言って勇気づける。

病気を憎んで人を憎まず　　　　(F11)

病気を憎んで人を憎まず

- どの行動が症状であるかを理解する
- 症状はだれのせいでもない
- 症状を個人的に取らない
- 症状に反応するのではなく、本人に援助の手を差しのべる

妄想に囚われている息子さんが、両親が毒をもって自分を殺そうとしていると主張したり、精神病の娘さんが両親は悪魔だと言っているのを聞くのは痛ましいことです。このようなことが起これば、家族は驚き、戸惑い、時には腹を立て、叱りつけたり、口論になったりすることがあると思います。この家族の空気が興奮した状態、刺激が高い状態は精神分裂病を患っている人の療養には適していません。赤ちゃんが吐いて、汚物をお母さんにかけたとします。赤ちゃんの嘔吐を何かの病気の症状であるとみなせば、赤ちゃんをあやし、薬を飲ませたりしますが、赤ちゃんが自分に腹を立てわざと吐いたと思えば、お母さんも腹を立て、つい赤ちゃんを叩くかもしれません。

精神病の症状は、時には症状であるのか、何か意図があってやったかの見極めがつきにくいことがあります。精神分裂病を患っている人は自分の行動をコントロールできないことがしばしばありますが、できることもあります。自分でコントロールができることは自分で責任をもたせることが大切です。

何が症状か、どんな行動がコントロールできているかを知るためには、

●精神分裂病に関する本を読んだり、ビデオを見たり、クラスに出たりして症状について勉強する

●本人にどの程度自分の行動のコントロールができるか聞いてみ

る
　●全家連などの援助団体に電話をして，相談する
　●主治医や治療している人に聞いてみる
などの方法があります。

メモ

現実的な希望　　　　　　　　　　　　　　(F12)

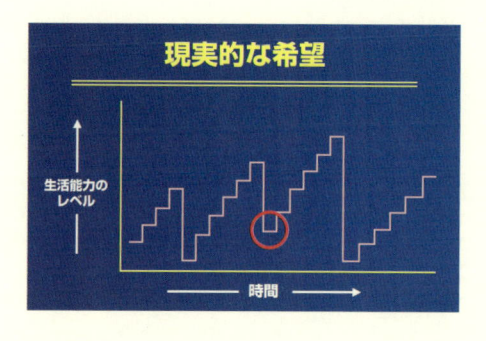

実際に何かを成し遂げ、何らかの形で社会に貢献しなければ自分が価値ある人間だと思えないものです。何かを成し遂げようとする場合、それを細分化して、1つずつ完成し、最終的にそれを成し遂げるという風にします。とくに精神分裂病を患っている人にとってはこの細分化をさらに細かくする必要があるわけです。精神分裂病を患っている人は認知障害が顕著な場合があり、新しいことを習得するのが困難だったり意欲の減少が見られたりするので、何かを始めるのを躊躇します。家族にできることは、「間違いのない学習法」のコツを使って課題の細分化をし、少しの努力で習得し完了できるように生活内での課題を作ってあげることです。この前のクラスで説明した通り、とてつもない人生のゴールでも小さい段階に細分化し、1つひとつを毎日の生活の中で習得できるよう工夫します。

精神分裂病の難しさは、症状の起伏があることです。最良の治療を受けていても、再発があります。皆が一生懸命になって治療に精を出していても、突然再発が始まり、失望し、もう諦めてしまいたくなることがあります。こんな時は（図の赤い輪）家族は本人には希望的な態度だけを示すことが大切です。この回復の過程のどこにいても現実的な希望をもてる小さな一歩をとることができます。現実的な希望をもてる状態とは常に本人の置かれた機能のレベル（過去におけるレベルにかかわらず）をそのまま受け入れる態度です。今週は先週より1％良くあろうという態度です。

幼い頃から「ちょっと変わっている」 (F13)

精神分裂病を患っている人は他の人たちより違った物の見方をしたり行動をとったりします。この違った行動や物の見方は疎外感や士気阻喪の原因になります。誰でも「患者」としての役割を受け入れ、誰かが援助に来てくれるまで、受け身に待つこともできます。「患者」としての受け身の役割を保っている間は、意義ある人生を作り出すことはできません。

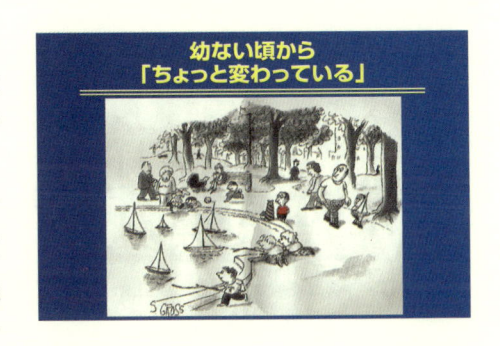

精神分裂病を患っている人の回復や、社会生活にどの程度統合できるかは、家族や社会一般の受け入れ方が非常に大切になります。精神分裂病を患っている人に社会一般での意義のある役割を得させるためには、

●当人がすでに保持している技能や長所を検討する

●家族が毎日しなければならない家事や生活での事柄（室内の掃除、庭の掃除、洗濯、ごみ捨て）、時々しなければならないこと（大掃除、障子の張り替え、畳の蒸し干し）のリストを作る

●本人のできることと毎日の生活でしなければならない事柄をマッチさせる

●そのうちに１つの事柄のやり方を教える

●それができるように十分に援助し、できた時は褒める

●本人に家族の一員としての役割をはたす機会を作ってあげる（年とったお爺ちゃんやお婆ちゃんが持てない重いものを持ってもらうなど）

愛情のある適切な距離　　　(F14)

> **愛情のある適切な距離**
>
> ・本人がひどく傷つくことがないようにする程度の指導に控えておく
>
> ・本人に試みさせ, 対応困難な問題に出会い, その体験から学習し成長する

　子供たちが成長するにつれていろいろと干渉しなくなります。これを「愛の距離」と言います。自分で靴の紐を結べるようになれば, 母親がやった方が時間がかからなくてすむことがわかっていても, 子供にそれをさせることで, 経験を積み, そのうちに迅速にできるようにします。子供たちが仲間と少々悶着を起こしても, 自分で解決できるよう知らんぷりすることもあります。この「愛の距離」を保つことにより, 子供の独立心が育ち, 自己効力感を持つことができます。「愛の距離」を保つことはほとんどの家族が知っていますが, 精神分裂病を患っている人に対してはなかなか難しいものです。

　子供を育てる上での「愛の距離」は, その人が生活している文化的環境というガイドラインがありますが, 30歳になる精神分裂病を患っている息子へのガイドラインはありません。家族は保護することと自立心を育てることのバランスを考えながら病人の治療を援助してゆくことになります。

　しかし, あまり干渉しすぎたり, 過保護にすることは再発の原因になります。干渉しすぎは愛の証明ではありません。干渉しすぎとは毎日の生活で精神分裂病を患っている人の行動などを家族が監視することです。これは, 私達がタイプをしている時, 間違えないかと上司が肩越しに監視をすれば, それに対して緊張して, もっと間違うのに似ています。監視されているという気持ちは緊張感とストレスの原因になります。精神分裂病を患っている人はとくにこれらの緊張感をストレスと感じ, 再発の原因になるわけです。

思春期の人達の両親に対する反応　　(F15)

　ガイドラインがいろいろとあったとしても，家族は性格の特殊性と家族内での関係などを考慮してどのように子供との関係を対処するか決めなければいけないでしょう。例えば，もし息子がお父さんの言うことにそっくり従って物事をやれば，彼にアドバイスを続ければ良いでしょう。しかし，娘がお父さんの言った反対のことばかりやるのであれば，お父さんは助言をするのを止めるべきでしょう。この漫画は思春期の子供が両親に対して感じる気持ちをよく表わしています。

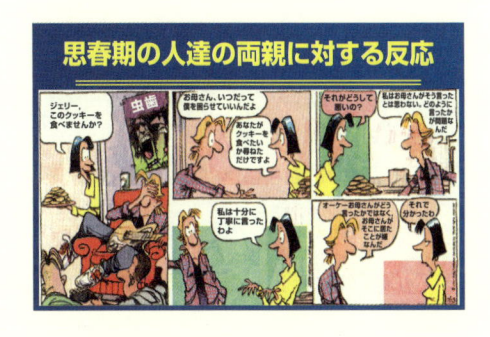

　精神分裂病を患っている人は大人なので，やはり大人として取り扱うことが大切です。ですが，精神分裂病を患っている人は時には思春期の子供によく似た性質をもっています。精神分裂病の発病は思春期が多いので，発病後，その人の人間的成長が抑えられることがあります。精神分裂病による障害は半永久的な思春期状態を維持することがあります（自分で所得を得ることができず，他者に生活を頼るなど）。思春期のような反抗をする人には思春期の子供の育て方と同じにすればよいのです。

　●問われないアドバイスは与えない
　●どちらを選ぶかの選択権を与える
　●仲間からのポジティブな影響を利用する

　反抗期の人にとって,「愛の距離」は普通の状態より遠いかもしれません。

期待感の結果　　　　　　　　　(F16)

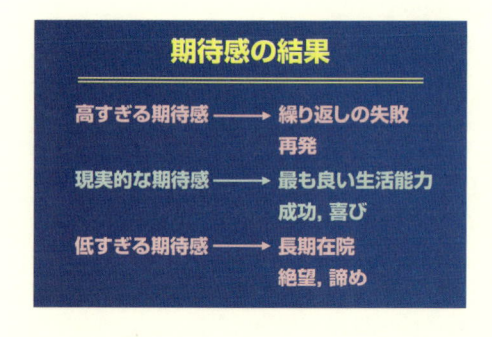

期待感の結果

高すぎる期待感	→ 繰り返しの失敗 　　再発
現実的な期待感	→ 最も良い生活能力 　　成功, 喜び
低すぎる期待感	→ 長期在院 　　絶望, 諦め

　十分に自立心と指導のバランスのとれた援助とは現実的な期待感を持つことから始まります。期待感が高すぎると再発は起き，また低すぎると何も自分でできない状態で施設ぼけしてしまいます。現実的で希望的な態度は回復への道に続いています。

　現実的なゴールを勝ち得るためにもある程度の援助が必要な場合もありますが，援助の与えすぎは良くありません。どの程度の援助を与えるかは，どの家族も苦労するところです。

　1つのリトマス試験紙は『いまここで私が援助すれば，彼がすることが増えるか少なくなるか』の質問を自問自答し，増えるのであれば手伝い，少なくなるのであれば，援助を控えることにする。例えば，もし1カ月以上も外に出ていない息子がスーパーまで連れていって欲しいと頼んだ場合は，絶好のチャンスですから連れていってください。それとは反対に，今までは買い物にもよく行っていた息子が何か買い物をしてと頼んだ場合は，その依頼を受け入れるよりも，自分で買い物するよう励まします。

　これはもちろん手助けをしないというわけではありません。依存性を育てないように気をつけてくださいと言っているのです。自分でできることはなるべく自分でやるよう習慣づけることを言っています。

適切な刺激のレベル (F17)

静かな家庭の空気は療養にとっては非常に大切なことです。普通の家庭以下の刺激しかない静かな環境が適しています。

これは普通の家族の人にとっては不都合なことです。なぜかというと、精神分裂病を患っている人にとって最適の家族環境は、普通の人にとっては刺激が少なすぎるからです。家族全員の福祉を考えてバランスをとるためにいろいろな工夫をしなければなりません。例えば、クリスマス・パーティーを家庭でするとすれば、パーティー全体に参加すれば刺激が強すぎてストレスになりますが、パーティーの一部だけ参加し、食事が終われば自分の部屋で休むなどの方法があると思います。刺激を下げる簡単な方法は、イベントの時間を短くしたり、参加する人の数を減らすなどが考えられます。また、イベントの場所としてよく知っていて慣れている場所を選ぶことも刺激を下げる方法です。例えば、同じレストラントにまだお客さんがたくさん来ない時に家族で食事をするとか。疲れたら、1人で静かに休める所がある場所を選ぶことも1つの考えです。そして、もし緊急事態が生じた時はどのように取り計らうかの計画を事前に話し合っておくことも良いことです。

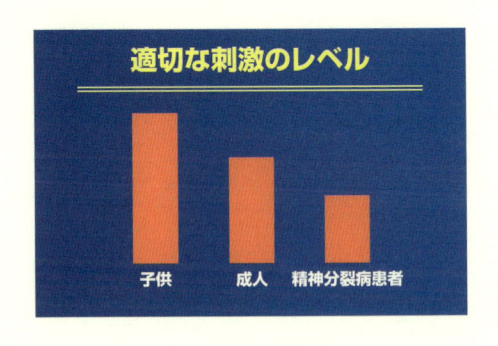

家族全員のニーズをいかにしてバランスをとりながら生活するかは生やさしいことではありません。他の家族で同じような条件で生活している人たちと意見の交換をしたり、相談し合うことは家族の活動範囲を広めることになります。

単純な仕事にさえ圧倒されることがある (F18)

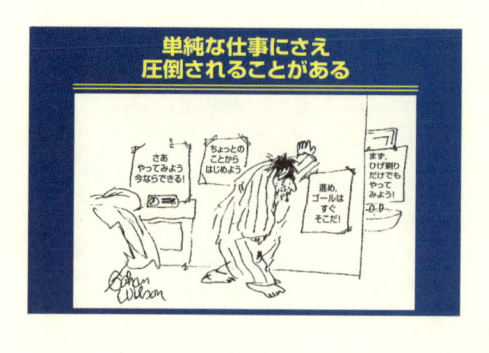

　精神分裂病を患っている人がいる家族のためのコミュニケーションについての本は何冊も出ています。これはそういった家族がコミュニケーションの仕方を知らないのではなく，精神分裂病を患っている人が普通の会話ではよく話されていることを十分に理解できなかったり，自分の考えを明確に伝えることが難しい点にあります。精神分裂病を患っている人とのコミュニケーションをうまくとるには家族や精神医学に携わる人たちはポジティブなフィードバックとネガティブなフィードバックを上手にできなければいけません。

　この前のクラスで精神分裂病を患っている人はモチベーションの減少に２つの原因があると言いました。モチベーションの減少は何か新しいことを始めるのをいやがり，始めてもすぐ止めてしまったりします。このモチベーションの減退に打ち克つには，頻繁に褒めてあげたり，本人に十分に個人的な注目を与えるのが一番最適ですが，またお金や他の褒美を与えることです（「もし買い物を手伝ってくれるなら，あなたの好きなケーキを今晩焼いてあげるわよ」など）。「おまえは能なしの厄介者だから，死んでしまえ」などの幻聴を聞いている人にとっては簡単なことを成し遂げるだけでも非常な努力が必要です。ちょっとしたことでも成し遂げた時は，ふんだんに褒めて勇気づけることが必要です。症状が安定すれば，その時は自分で自分を褒めることができるようになります。

批評する時は具体的に　　　　　　　　　　(F19)

> **批評する時は具体的に**
>
> - 本人がやったことを具体的に言う
> - そのことによって、自分がどんな気持（動転、怒りなど）になり、現実にどんな支障が起こったかを話す
> - 今後は本人がどのようにして欲しいかを話す

ネガティブなフィードバックをしなければならない時、家族はとまどいます。精神分裂病を患っている人は今までにいろんなことで傷ついているので、家族はネガティブなフィードバックをすることに躊躇します。また、精神分裂病を患っている人は批判に過敏症になっており、ちょっとした批判もうまくこなすことができない場合があります。家族はいつ本人が爆発するか恐れていたり、これ以上に気が滅入るのを恐れています。このために、家族はいつも薄氷の上を歩くように気をつかって、よほどの奇怪な行動も無視して生活している場合があります。

精神分裂病を患っている人に対して批判するのはなるべく避けた方がよいのですが、しかし時に応じて家族は適切な批判をする必要があります。何か間違いを起こした場合、建設的な批判をしなければ正しく物事を習得することができません。家族生活の中で問題が生じた時、お互いが問題解決について話し合うことができなければ、そのうちにもっと大きな問題に発展する場合があります。

適切な批判の仕方は、問題の行動がいかに本人の具体的なゴールの障害物になっているかを静かに説明することです。例えば、食事を大きな口を開けて食べる癖があるとします。彼がレストランに連れていってくれと頼みます。その時、家族はあなたがテーブル・マナーを良くすれば、レストランで食事をしても良いと言います。そして、正しいテーブル・マナーを教えると約束します。テーブル・

マナーがある程度上達したらレストランに連れていきます。最初は，マクドナルドなどの簡単なレストランに行き，もう少しテーブル・マナーが上達した時に，もう少し上等のレストランに家族で出かける。このようにして，新しい生活技能を教えてゆきます。

メモ

精神分裂病を患っている人が家族に求めていること (F20)

精神分裂病を患っている人に、「あなたは家族に何を求めますか」との質問をしました。彼らの返事は、研究者が再発の予防に役立つと考えている事柄と同じことを家族に求めていました。彼らは

> **精神分裂病を患っている人が家族に求めていること**
> - 受け入れ理解し、支持すること
> - 一人前の大人として取り扱うこと
> - 気長に構え、あまり批判をしない
> - 安全な生活の場を提供する
> - 再発を防ぐための援助をする
> - 回復するように励ます
> - 家族自身もそれぞれのニーズを満足させている

家族から自分をそのまま受け入れてもらうこと、いろいろと苦労しているだろうけれども忍耐して欲しいこと、生活の安定、励まし、そして自分を能力ある大人として取り扱って欲しいと答えました。

もう1つ彼らが言ったことは、自分たちの世話をしてくれる人たちのサポートをしたいこと、世話をしてくれている人たち自身のニーズを満足させて欲しいと述べました。彼らは家族に頼っているけれども、彼ら自身も、家族に手伝いをし、家族から頼られる人間になりたいと望んでいます。家族への愛は両方へ流れるものです。

精神分裂病を患っている人のほとんどが一生を通して何らかのサポートが必要です。長期的な家族の福祉は彼らにとっても大変関心のあることです。家族は本人の人生を通してサポート提供する用意が必要です。長期的サポートを続ける良い方法は、

- どんな状況下にあってもエネルギーをあまり多量に使いすぎないこと。一時にエネルギーや他の援助を使いすぎ、その後何も残らないようにならないことが大切です。

- 定期的に自分のニーズを十分に満足させ、一息つくことが大切です。それをすることにより家族全員の健康と福祉を維持できます。

トライアスロンの競技の選手は，競争中に最低7000カロリーとらなければ，途中で倒れるといいます。精神分裂病を患っている人がいる家族は，たとえ危機の真っ最中でも，何らかの方法で自分たちのニーズを満たさないと共倒れになってしまいます。

メモ

家族の負担 (F21)

家族はいろいろな面で負担を感じます。客観的な負担は経済的な面，普通の家庭生活ができないところからくる家庭生活の破壊感，近所づきあい，友達づきあいが限られる，身体的，精神的な健康が維持できないなどです。客観的な負担と同じように，主観的な負担，喪失感，悲嘆，自分を責める気持ち，恐怖，不安なども時には耐えられなく感じる時があります。時には，「どうしてこんな酷いことが私の子供に起きなければいけないのだろう」と思ったり，神様を呪いたくなります。

家族の負担

客観的な負担	主観的な負担
・経済的な負担	・喪失感,悲哀
・家庭生活の破壊	・自責感,恥ずかしさ
・社交生活が限られる	・思いがけない行動への恐怖
・病気がちになる	・将来についての不安

精神分裂病を患っている人を背負っている家族は身体的，精神的にストレスがいつもありますので，病気がちになることがあります。このリスクは病気が重ければ，その分だけストレスが高くなり，病気になっている人が家族と一緒に住んでいれば，またストレスが増えます。

家族が精神分裂病を患っている人を援助し続けるには，家族にも具体的な援助，精神的な支援が必要になります。

具体的な援助とは，
- 適切で効果のある治療
- 十分な所得と住居
- 病人が安心できる環境
- 家族への教育活動

などです。

家族の役割

精神的な支援とは，
●治療者からの温情あるケアと協力的な態度
●近所の人たちや親類から暖かく受け入れてもらい，理解してもらうこと
●地域における社交的な行事に参加する
●精神的，宗教的な支援
●仲間のグループ（例えば，全家連）

メモ

介護している人のリスク　　　　　(F22)

精神分裂病を患っている人を抱えている家族は毎日の生活からくるストレスのレベルをモニターし，健康を維持することが大切です。それはどうすることかと言うと，

介護している人のリスク

- ストレスが原因の身体的な病気
- 飲酒や薬物乱用
- 不安神経症やうつ病

●ストレスを認識し，自分がこなせるだけのストレスにとどめる

　●身体的にも精神的にも自分を大切にする
　●自分自身の時間を定期的にもつ
　●友達関係を保持し，時々自分が楽しめることをする
　●具体的な援助，精神的な支援を積極的に得るようにする

精神分裂病を患っている人と接して，その人の役に立つのは，家族がある程度心のゆとりがある時です。家族がストレスの限界に達している時は，気分の高ぶりや疲れがあるので，なかなか援助することやその人の治療に適した感情状態を維持できないことがあります。

家族が自分のニーズを犠牲にしたからといって，その分だけ，精神分裂病を患っている人のためになるとは限りません。例えば，皆さんが精神分裂病の息子さんか娘さんの世話をするために，友達とのつきあいを断念したとします。そうすると，お父さんやお母さんがいつも自分の周りにいるので，その子は他の人との関係を作る必要がなくなります。そんな状態では息子さんや娘さんはその分だけ皆さんにいろんなことで依存的になるでしょう。結果は，皆さんも子供も両方が社会的に孤立することになります。このような悪循環

にならないように，皆さんが健康な行動の模範になってください。健康な行動の模範とは，家族が自分たちのニーズを無視しない，例えば，友達とのつきあいです。時には友達と会い，お茶を飲んだり，映画を観に行ったりすることも大切です。先ほども言いましたが，精神分裂病の人は他者のモデルを見て習得することが一番効果のある習得法です。自分たちのニーズと精神分裂病を患っている人のニーズのバランスをとりながら生活します。

　もし，皆さんがストレスが原因で身体的または精神的ストレス症状が出た場合は，できるだけ早く適切な治療を受けるように努めてください。初期のストレス症状（不安障害，うつ状態など）は足の骨を折ったようなもので，非常に痛いけれども，治療はそんなに難しいことではありません。しかし放っておくと，痛みはもっとひどくなるばかりか，問題が複雑化し治療もその分だけ複雑になってきます。迅速に治療を受けることは，現在の苦痛を取り除くだけでなく，将来の苦痛や障害の予防になるわけです。

メモ

家族への援助 (F23)

精神分裂病を患っている人を抱えている家族から誰が一番自分たちの助けになってくれているかについてアンケートをとってみると，精神医学の専門職の人たちはかなり下の方に位置付けされていました。専門家によっては，精神分裂病について十分な知識をもっていない人もいました。家族が求めているものは，精神医学の専門職の人たちが与える精神療法ではなく，援助，教育活動，生活技能訓練でした。

アメリカには全国を通して全国精神障害者協会（NAMI）という団体があります。NAMIからは次のようなサービスが受けられます。日本では全国精神障害者家族会連合会（全家連）がほぼ同じサービスを提供しています。

家族への援助
- 友人や親族
- 本や勉強会
- 全国精神障害者家族連合会（各地域に支部がある）
- 精神分裂病についてよく理解している専門家

● 精神障害者のためにより良い法律やサービスが得られるよう政治家に働きかけます

● 精神分裂病の原因，治療，予防についての研究をサポートしています

● 精神病に対する偏見や誤解をなくすよう努力しています

● 地域社会で精神分裂病を患っている人たちを援助するよう努力しています

● 援助グループや教育活動を提供しています

● いろいろなサービスを紹介し，必要なサービスを要求します

精神分裂病を患っている人を援助するために家族が必要としていること(F24)

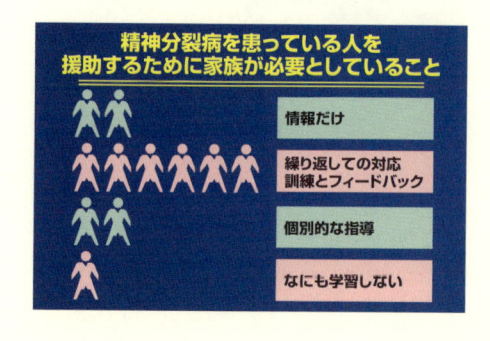

精神分裂病を患っている人を世話することは複雑な課題です。皆さんのうちの20％は単に情報を得るだけで、適切な世話をすることができます。それは生まれながらの天性や今までの人生経験の蓄積の賜物かもしれません。しかし、ほとんどの人はその人たちほどに恵まれていません。我々精神医療関係で働いている者でも、精神科医では最低10年、博士号を持っている心理職で8年、ソーシャル・ワーカー、精神科専門の看護婦で6年の訓練を受けなければなりません。

　治療に適切な世話ができるようになるには、ほとんどの家族が特別な技能訓練が必要です。新しく得た技能を家庭生活の中で自然に行えるようになるには何回も繰り返して練習することが必要です。治療に適切な態度や再発の予防に役立つほとんどの技能を家族生活技能訓練のクラスで習得することができます。家族生活技能訓練のクラスで家族全員のニーズのバランスとる方法を教わることができます。これらのクラスでは家族が日常使える生活技能を教えてくれます。クラスに参加し、必要に応じて個人的な指導を受ければ、治療に適切な生活技能を習得できます。

　家族によっては個人的に生活技能を教わる方が適切かもしれません。時には非常に難しい状態が起こり、特別に個人的な教授を受け危機を打開しなければいけないかもしれません。次のような状況が

起こった時は一家族だけでの家族生活技能の訓練が必要かもしれません。
- ●暴力ざたがあった時
- ●治療を拒否した時
- ●お酒やドラッグの乱用
- ●病気が家族全体を支配している。

メモ

隠れた犠牲者 (F25)

> **隠れた犠牲者**
>
> 配偶者:『私は人生の伴侶を失くして,問題児をかかえた』
> 兄　弟:『私はどうなるのよ』
> 子　供:『精神病と,いつ何が起こるかわからないという不安で家族が振り回されています』

家族教育活動や家族生活技能のクラスは普通,精神分裂病を患っている成人の子供を抱える両親を対象にしたものがほとんどですが,精神病を患っている人の配偶者,兄弟,子供たちもいろいろとそれに影響されています。忘れてはならないことです。その配偶者は人生の伴侶を失くしたばかりか,扶養する人が1人増え,そこからくる喪失感と負担に戸惑います。兄弟は両親の注意が病人に集中し,自分は取り残された存在のように感じ,自分の存在が認められるのは病人の世話をする時だけのように感じて孤独な気持ちになることもあります。また,子供たちは親からの保護や支持を得ることができず混乱し,自分たちでは理解できない客観的,主観的トラウマを受けます。

配偶者,兄弟,成人した子供の立場は両親の立場と異なり,両親を対象とした家族生活技能のクラスで教わる内容が適切でない場合があります。配偶関係と世話役の関係が混乱したり,そぐわない場合があり,それをどのように対処すれば良いかに迷うことがしばしばです。これは兄弟や親が精神病を患い,その方のお子さんが病気の親御さんを世話している時にも問題が生じます。本当に難しく,大事なことですが,十分な注意がなされていない傾向があります。今から開発すべき領域です。

家族ができること　　　　　　　　（F26）

これまでに，

●精神分裂病は脳自体に障害がある病気であり，家族や本人が原因を作った病気ではない

●薬物療法と心理社会的リハビリテーションを受けることにより回復が可能である

> **家族ができること**
> ・精神分裂病について正しい知識を得ること
> ・適切な治療を見つけ出す
> ・治療に適切な環境を提供する
> ・現実的な希望をもつ
> ・家族全体の健康を保持する

●家族は精神分裂病の原因を作ったのではないが，治療がどのように進むかには大きな影響を与える

●家族には教育と生活技能のクラスおよび援助が必要である

ことを述べてきました。ここまで読んでこられて，精神分裂病についての知識を得られたと思います。それと同時に精神分裂病を患っている人だけでなく家族全員の異なったニーズのバランスをとり，家族全員の健康を保つ必要について学ばれたと思います。

まだまだいろいろとやることがあります。

●現在の治療法よりもっと効果的な治療法の開発への研究

●精神医療に関わる専門家は本人や家族に適切なサービスの提供に努力する

●精神障害者の福祉を考えた法律，国の政策の改善

●家族会の設立と援助グループの提供

●地域での社会資源の開発

●精神分裂病を患いながらも勇気を奮って生きようとしている人が意義ある人生を送れるように努力し続ける

●家族も治療に協力する

まだまだやることはたくさんありますが，病気を患っている人，その家族，精神医療の専門家がお互いに協力しながら，これからも努力をしていきましょう。

メモ

著者

クリストファー S. エイメンソン（Christopher S. Amenson）
パシフィック・クリニックス・インスティテュートのディレクター
UCLA 精神科と行動科学部の臨床指導者

訳者

松島 義博（まつしまよしひろ）
1973年　カリフォルニア州立大学サクラメント校修士課程卒業
1989年　コスタルアジアンパシフィック精神衛生診療所の責任者となり，現在に至る

荒井 良直（あらいよしなお）
1979年　国際基督教大学教養学部（教育心理学専攻）卒業
1994年　Harbor-UCLA 精神科クロザリル外来でメンタルヘルスカウンセラーとして勤務

監修者

江畑 敬介（えばたけいすけ）
1965年　金沢大学医学部卒業
1996年　東京都立中部総合精神保健福祉センター所長

稲田 俊也（いなだとしや）
1984年　慶應義塾大学医学部卒業
1994年　国立精神・神経センター精神保健研究所老人精神保健部室長

遊佐 安一郎（ゆさやすいちろう）
1970年　上智大学英語学科卒業
1996年　長谷川病院（三鷹市），クリニカルコーディネーター兼リハビリテーション部長

家族のための精神分裂病入門

2001年2月26日	初版第1刷発行
2002年5月13日	初版第2刷発行
著　者	クリストファー S. エイメンソン
訳　者	松島義博　荒井良直
発行者	石澤雄司
発行所	㈱星和書店
	東京都杉並区上高井戸1-2-5　〒168-0074
	電話　　03(3329)0031(営業部)／(3329)0033(編集部)
	FAX　　03(5374)7186

Ⓒ2001 ・星和書店　　　Printed in Japan　　　ISBN4-7911-0433-1

心の病気〈増補改訂版〉
やさしく理解しよう

竹内知夫著／四六判／320頁／1,845円

心の病いを正しく理解することは、専門家にとっても容易ではない。本書は主な精神疾患について、平易にしかも適切な記述で懇切丁寧に解説している。精神病について理解を深めてくれる一冊。

心の地図（上）〈児童期-青年期〉
こころの障害を理解する

市橋秀夫著／四六判／296頁／1,900円

精神病理学の知識を誰にでもわかるようやさしく紹介する。心の障害を具体例やQ＆Aを交えて語りかけるように述べる。患者・家族・一般の方々が知りたいツボを的確に押さえた名著。

心の地図（下）〈青年期-熟年期〉
こころの障害を理解する

市橋秀夫著／四六判／256頁／1,900円

上巻に続き、青年期から熟年期を紹介。
心因性障害、気分障害(躁うつ病)、分裂病とその周辺、薬物療法などについて詳しく述べる。最新知見や高度な内容も一般的な言葉を駆使し、わかりやすく紹介。

発行：星和書店　　　　　　　　　価格は本体（税別です）

セルフヘルプグループ
わかちあい・ひとりだち・ときはなち

岡知史著／B6判／168頁／1,800円

いま、障害者やマイノリティの「セルフヘルプグループ（当事者・本人の会）」が活発に実践されている。その活動に共通の考えかたを、セルフヘルプグループ研究の第一人者が平易に定義した。

心病む人への理解
家族のための分裂病講座

遠藤雅之，田辺等著／A5判／148頁／1,845円

分裂病の再発防止法として話題となっている家族への心理教育的プログラムを具体的にわかりやすく解説。症状や治療法の解説よりも分裂病と共に生きる術を学ぶことに重点が置かれている。

分裂病のファミリーワーク
家族を治療パートナーにする実践ガイド

カイパース他著，三野，井上訳／四六判／288頁／2,700円

従来の「家族を治療する」家族療法ではなく、家族を治療者のパートナーとして明確に位置づける新しい家族療法を紹介。感情表出研究を基に最も効果的な家族への心理社会的介入法を探る。

発行：星和書店　　　　　　　　　　　価格は本体（税別です）

精神分裂病はどんな病気ですか？

D.ショア編, 森, 丹羽訳／四六判／120頁／1,340円

分裂病が誰にでも理解できるよう原因、治療、患者さんへの援助、病気の予後などをやさしく解説。巻末の病気について相談したい場合の連絡先の資料は患者さんや家族にとってとても有用。

みんなで学ぶ精神分裂病
正しい理解とオリエンテーション

D.ヘル他著, 植木, 曽根監訳／四六判／256頁／2,330円

分裂病に関する最新かつ幅広い知識が誰にでも理解できるように、やさしく具体的に示されている。分裂病に関わるすべての方にとって必要不可欠な知識が満載の最新ガイドブック。

アリエティ分裂病入門

アリエティ著, 近藤喬一訳／四六判／320頁／1,845円

分裂病について世界の第一人者である著者が、この問題をやさしく、理解しやすいように説明する。専門家以外の人でも容易に理解できる。病める人々を理解するうえで必読の書。

発行：星和書店　　　　　　　　　　価格は本体（税別です）